大切なのは「いつ食べるか」でした。

「時間栄養学」で
肥満 高血圧 高血糖 を予防・改善！

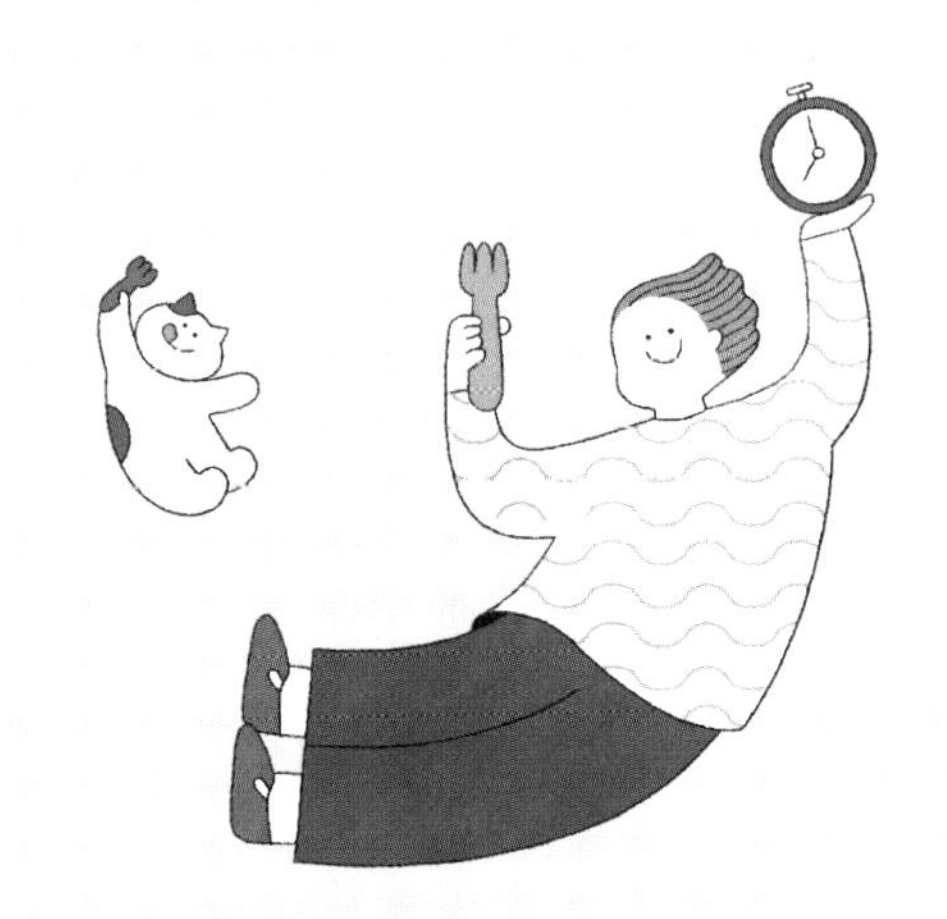

医学博士
東京女子医科大学名誉教授
大塚邦明
Kuniaki Otsuka

三笠書房

はじめに

「時間栄養学」が教えてくれる最強の食べ方！

――生活習慣病を遠ざけ、細胞から元気になるカギは「体内時計」にあった！

みなさん、こんにちは。医師の大塚邦明です。

昨今、健康医学へのとり組みは大きく変貌(へんぼう)し、目を見張るものがあります。

何といっても注目されるのは、「体内時計」の発見と「時間栄養学」の登場です。

体内時計は私たちの自律神経、ホルモン、免疫系を〝叱咤激励(しったげきれい)〟し、病気の進行を抑えるために常時働き続けています。

たとえばマウスで、すい臓にある「体内時計」に関係する「時計遺伝子」（後ほど詳しくご説明します）というものをとり除く（ノックアウトする）と、インスリンが出なくなって糖尿病になってしまいます。また、心臓の時計遺伝子をノックアウトすると、心臓の収縮力が弱くなって心不全になり早死にしてしまいます。

さらに、驚いたことに、そのノックアウトした時計遺伝子を移植して元の状態に戻すと、糖尿病や心不全が治ってしまったのです。

がんも同じでした。すい臓や卵巣の時計遺伝子をとり除くと、すい臓がんや卵巣がんになってしまいます。その後に遺伝子操作で時計遺伝子を元の状態に戻し、さらに強制的に過剰発現させると、がんは治ってしまうのです。

このように、**体内時計の働きをできるだけパワフルにしておけば、どんな病気も予防できる。健康を維持し、病気から身を守るためには、「体内時計」は欠かせない**というわけです。

「食べる時間」を意識する。それだけで人生が劇的に変わります！

体内時計研究の進歩とともに、「いつ食べるか」の智恵を研究する新しい栄養学が登場しました。「時間栄養学」です。

「時間栄養学」の創始者は、ミネソタ大学のエアハルト・ハウス教授（1926～2013）と、パリ大学のアラン・ラインバーグ教授（1921～2017）です。

お二人は、〝時間医学の生みの親〟といわれたミネソタ大学のフランツ・ハルバーグ教授（1919～2013）の盟友で、私もハルバーグ教授の教えを受けて1990年前後から「時間栄養学」を学んできました。もう30年になります。

とはいえ、日本食は欧米の食事とは大きく異なります。

２０１３年12月に日本人の伝統的な食文化（和食）が、ユネスコ無形文化遺産に登録されましたが、それと時を同じくして２０１４年に時間栄養科学研究会が設立され（２０２０年１月には日本時間栄養学会となり）、その初代理事長に早稲田大学の柴田重信（しげのぶ）教授（現・広島大学大学院医科学研究所特任教授）が就任されました。栄養学は画期的な転換期を迎えることになり、以来、「体内時計の視点」から、健康と和食（日本人の食文化）との関わりが研究されてきました。

そこでこの書では、時間栄養学研究が教えてくれた数多の智恵を、わかりやすく紹介していきます。

「いつ食べるのがよいか」を知るだけで、あなたの不眠やイライラ、便秘や下痢をはじめ、肥満や高血圧などの生活習慣病が解消、また脳梗塞やがん、あるいは認知症の恐怖からも解放されることになるでしょう。

「食べる時間」を意識するだけで、あなたはもっとラクに、健康で長生きできるのです！

大塚邦明

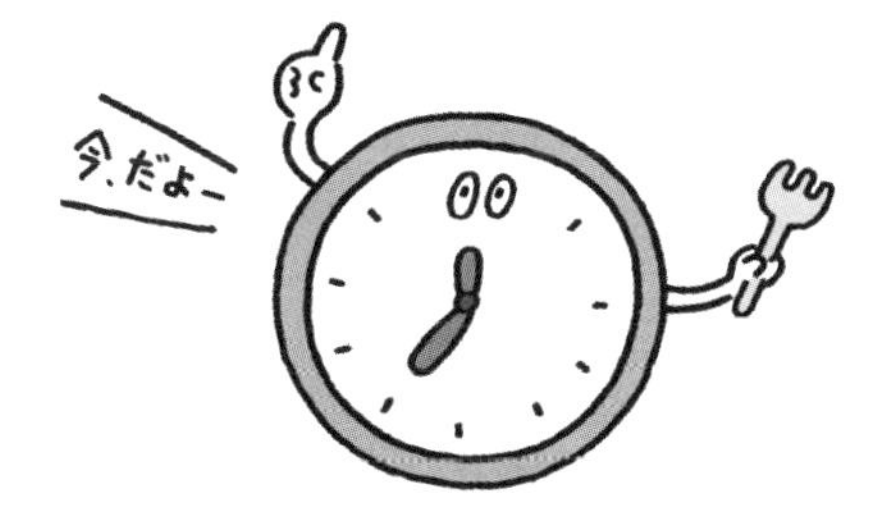

もくじ

part 1

そもそも「体内時計」って何？

part 2
効率よく「内臓脂肪」を落とす食べ方・食べ物、そして運動法

part 3

「血糖値」が上がらない食べ方・食べ物、そして運動法

part 4

みるみる「血圧」が下がる食べ方・食べ物、そして運動法

part 5

腸内環境が整えば、体内時計も自律神経も整う！

――「腸内フローラ」と「時間栄養学」

本文イラスト：いしやま暁子／イラストAC
本文DTP：株式会社ウエイド

プロローグ

「体内時計」が乱れたら、どうしていいの？

チクタクチクタク……
私たちの体の中には
「時計」があります

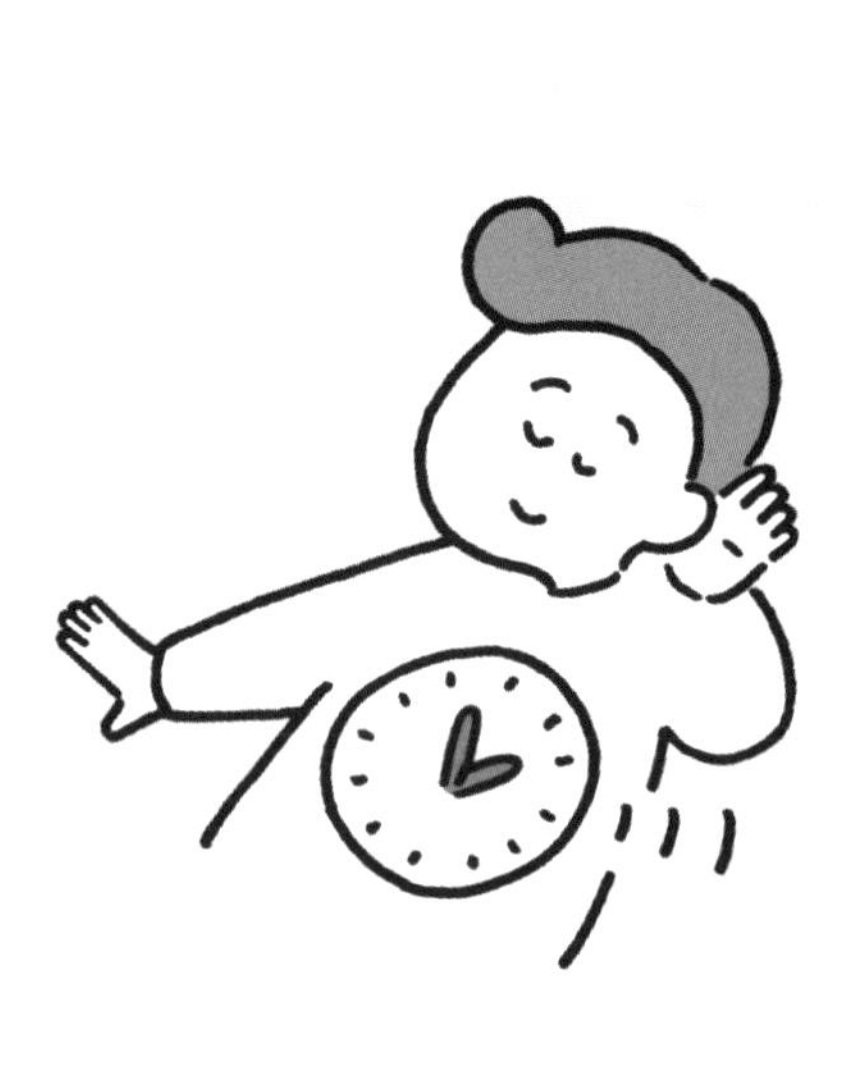

多くの人は、夜になると眠くなり、朝が来ると目が覚めます。
それもだいたい同じような時刻です。
そして、次の日になればまた同じことを繰り返します。
体の中にまるで〝24時間の時計〟があるみたいです。
それを私たちは、**「体内時計（たいないどけい）」**と呼んでいます。

フランスの天文学者であったド・メラン（1678〜1771）と、進化論の提唱者であるチャールズ・ダーウィン（1809〜1882）は、マメ科のオジギソウの葉が昼間に開き、夜に閉じることを観察し、「何か時計のような仕組みがあるに違いない」と想像しました。

それが「体内時計」の〝仕業〟であることを最初に報告したのは、南ドイツにあるテュービンゲン大学の植物学教授、エルヴィン・ビュニング（1906〜1990）です。

ビュニングは、この昼夜のリズムがゴキブリやラットの活動にもみられることを確認しました。そして、1960年に米国で開催された国際シンポジウムで、植物や動物にみられるこの昼夜のリズムは、**地球の自転に適応するために生物が獲得した「体内時計」である**と発表しています。

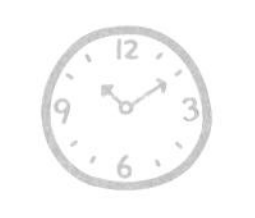

私たちの祖先が生き延びるために獲得した〝機能〟。それが「体内時計」です

「体内時計」を持たない生物は地球上にはいません。

体内時計を獲得し得なかった生命は、進化の過程で地球上から滅亡していったといわれています。過酷な環境の中で生き抜くために、欠かせない「仕組み」だったからです。

たとえば、降り注ぐ紫外線はいとも簡単に、遺伝子を破壊します。その被害から身を守るため、生物は紫外線を避けて夜に活動することで、命を繋いできました。生命は地球に住むための〝最適化課題〟として体内時計を獲得し、フル活用することで見事に生き延びてきたのです。

これまで、地球の歴史上、「体内時計」に逆らってまで生活する生物は現われていませんでした。

ところが、現代人は体内時計を軽視し、〝24時間社会〟とともに生きることになったために、数々の過酷で不利益な試練に直面することになってしまいました。

「体内時計の乱れ」が不調や病気の入り口です

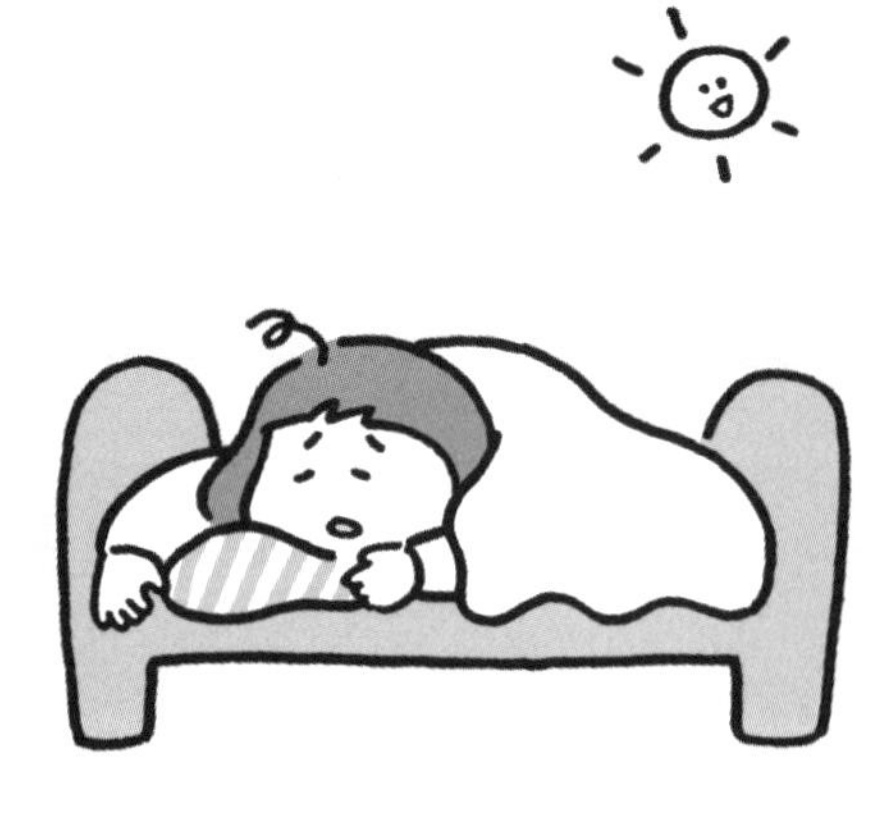

1879年にエジソンが白熱電球を発明したときを境に、世界から夜が消えました。1940年頃、夜0時は眠っている時刻でしたが、今では5人に1人は起きています。つまり、夜0時はこの80年の間に、眠っている時間帯から起きている時間帯に変わったのです。

「眠らない社会」は、人の生体リズムにも大きな影響を与えました。なかでも事務職や技術職の長時間のパソコン操作、夜遅くまで明るい電気照明の下での長時間労働は、生体リズムに不調をもたらします。

比較的規則正しい生活を送っていると思っている人でさえ、仕事に勉強に家事にと忙しくしていると、平日には睡眠時間が短縮しがちになります。

国際的に見ても日本人の睡眠時間は短く、平日の睡眠時間の不足を解消しようとして、週末の朝に朝寝坊をして帳尻を合わせがちです。

たとえば、平日は0時に入眠し、6時に起床、休日は2時に入眠し10時に起床といった、平日と休日で睡眠のタイミングが異なる状況は、現代人にとっては、ある意味で当たり前のようになってしまいました。

あたかも、週末の夜に数時間の時差がある地域に西向き飛行をして、月曜日の朝に帰ってくるときに現われる時差障害（時差ボケ）のようなものであることから、「社会的時差ボケ」と呼ばれるようになりました。

うつ病、肥満、心筋梗塞や脳出血、がんの発症……にも「社会的時差ボケ」が関係しています

年齢が若いほど社会的時差ボケの頻度は高く、20代では61％の人が、30代では53％の人に1時間以上の時差ボケがみられます。

社会的時差ボケは、1時間程度の時差ボケだとしても、深夜の煌々（こうこう）とした灯りの下での業務や、交替勤務と同じように、健康状態に思いがけないほどの重大な異常をもたらします。それは不眠などの睡眠障害やうつ病、胃腸障害にとどまりません。

肥満、高血糖、高血圧などメタボリックシンドロームの原因を引き起こしたり、不整脈や狭心症、心筋梗塞、脳梗塞や脳出血のリスクを上昇させます。さらに、前立腺がんや乳がん、大腸がんなど、がんのリスクを数倍にも上昇させてしまいます。

そのため2017年に「体内時計研究」がノーベル賞を受賞したとき、ノーベル委員会のクリスター・ホッグ委員がノーベル賞発表と同時に次のようなコメントを出しました。

「体内時計に従わない生活を続けていると私たちはどうなるのか？　どれくらい重い病にかかってしまうのか？　これからは、健康のために何をどうしなければいけないか。体内時計の知恵で教えてほしい」

現実社会を見すえた健康管理のあり方が求められています。

「体内時計に合った食べ方」

＝

「体にいい科学的な食事法」

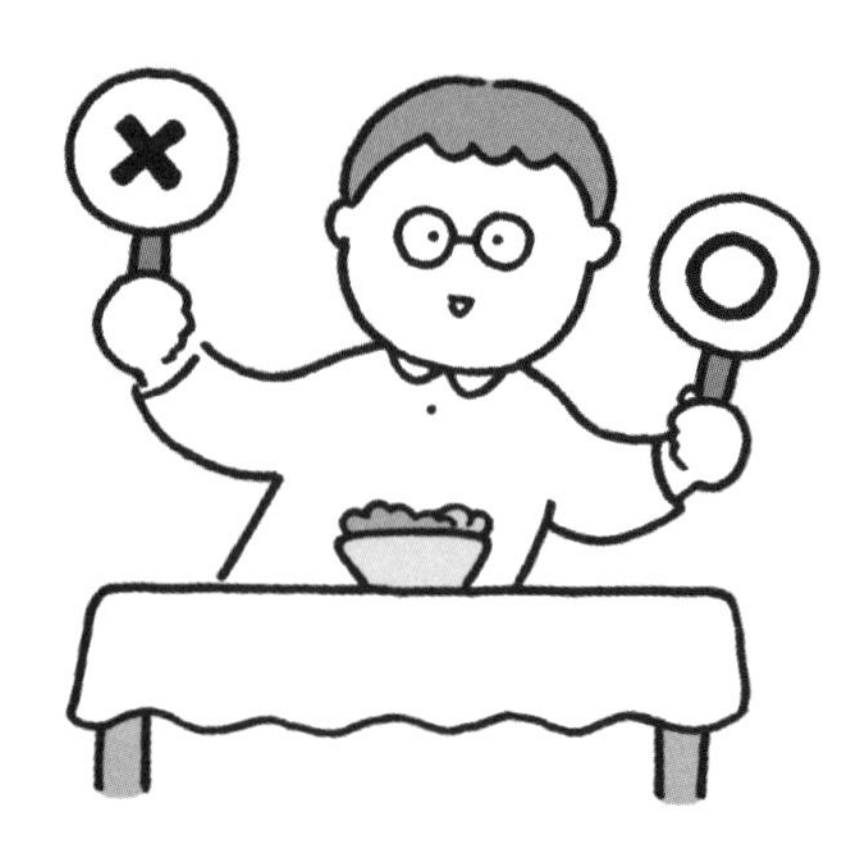

「食の科学」は、最近急速に、大きく進歩しました。

糖質（炭水化物）、タンパク質、脂質、ビタミン、ミネラルといった「5大栄養素」を論ずる従来の栄養学から、ポリフェノールやリコピンなどの「非栄養素」へも関心が向けられました。

そして、何よりも注目すべきは、**「腸内フローラ研究」**です。

食品成分そのものから少し離れて、腸内細菌や発酵食品に使用される微生物の科学へと目が向けられ、新規の栄養学が新しく展開されているのです。

後ほど詳しくご説明しますが、腸内フローラは、脳の「体内時計」と常に密接に連絡し合いながら、24時間のリズムや睡眠を調整していました。それだけでなく、心に安らぎをもたらし、病気にならないように自律神経・ホルモン・免疫系を整えていました。まるで、腸内フローラこそ、全身の生命活動のリズムを指揮する指揮者であるようにみえてしまいます。

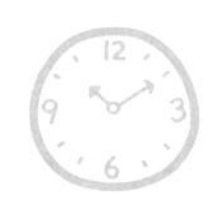

「何を食べるか」よりも、「いつ、どのように食べるか」に注目

腸内フローラ研究の進歩と歩調を合わせるかのように、「体内時計」の研究が進み、「時間」を考慮した栄養学の必要性が提唱されるようになりました。

「何を食べるのが健康によいか」ではなく、**「いつ食べるのが健康によいか」**が注目され調べられるようになったのです。体内時計のリズムに合った食べ方こそ、健康の原点であると考えられ、**「時間栄養学」**と呼ばれています。

たとえば、血糖を下げるホルモンのインスリンの効果は、朝・昼・夜の順に大きいので、朝食はたくさん食べても、夕食に比較して血糖が上がりにくい（すなわち、糖尿病になりにくい）ということがわかっています。

また、魚の脂（フィッシュオイル）は、朝にとるほうが夜にとるよりも中性脂肪を下げる効果が大きく、脂肪肝を改善する力が強いことがわかっています。さらに、体内時計に働きかけて〝朝型〟に変えてくれます。

その他にも、みなさんがきっと驚かれるようなこともたくさんわかってきています。

最近、「プレシジョン医療」（Precision Medicine／最適医療）という言葉を耳にします。プレシジョン医療とは、患者さん一人ひとりに合った最適な治療方法を分析・選択して施すことで、副作用を最小限に抑えて治療効果を最大限にまで上げるための医療のことです。このプレシジョン医療には腸内フローラを原点とした「時間栄養学」の知識が欠かせないといわれています。

本書では、「時間栄養学」とはどのようなものか、また「体内時計」に合った生活の工夫を最近の成果を交えてご紹介します。

食事のタイミングで、「栄養の吸収」が変わります

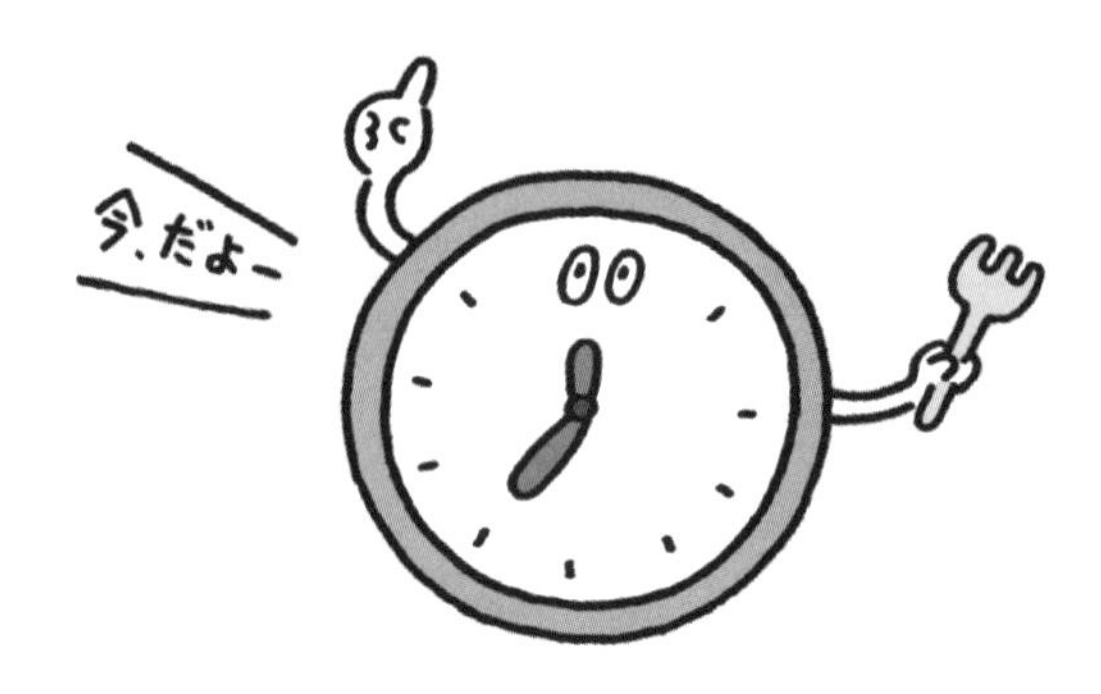

ライフスタイルの変化とともに、生活時間と体内時計のズレは常に身近で起こっています。

健康志向が高まり、巷には「健康にいい」とされる情報で溢れています。食事や運動あるいは不眠対策などがそれなりに実施されているにもかかわらず、不眠や過眠、便秘や下痢を繰り返す胃腸障害、肥満やコレステロールの異常などの未病だけではなく、高血圧やうつ病、心筋梗塞や脳梗塞、がんや認知症等のいろいろな生活習慣病が増えているのは、**体内時計の不調が大きな要因となっている**と私は考えています。

私たちは、「体内時計」についてもっと理解し、**体内時計のリズムに合った「食事」や「運動」「眠りのとり方」などを工夫していかなければなりません。**

長い進化の過程でしぶとく生き残った生物たちの生存戦略である「体内時計」の秘密を解きほぐすことにこそ、今を健康に生きるための、コツが隠されているに違いありません。

私はそれを、（時間を考慮した）**「生活治療」**と呼んできました。

詳しい仕組みなどは、後ほど説明しますが、この章の最後に「生活治療ことはじめ」として、理想の1日をあげてみましょう。

朝食は「起きて1時間以内」がベストタイミング

最適な起床時刻は、午前6時〜7時とされています。
そして**起きてから1時間以内に朝食をとる**こと。その結果、体内時計の針がリセットされ、朝の高血糖が改善されます。朝食の時刻が遅くなるほど、朝食前の血糖値は上昇します。朝の5時前後から血糖を上げるホルモン（コルチゾールやカテコラミン）が上昇し始めるからです。

また、朝食時に野菜・きのこ類など食物繊維を十分にとることで、朝食後の血糖上昇の程度が抑えられます。

朝食を高カロリーにして夕食を少な目にすると、肥満や糖尿病が改善されます。朝食にともなう熱産生（ＤＩＴ↓86ページ）が、夕食に比べて2倍近くも大きいためです。

朝は忙しい人が多いですが、そこで早食いをすると食後血糖が高くなり、インスリンが過剰に分泌されて、中性脂肪が増え肥満になります。

一方、よく噛んでゆっくり食べると夜のメラトニンの分泌が増え、深い眠りが誘われます。

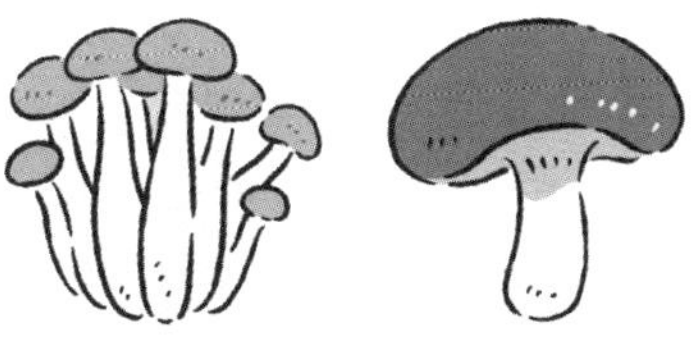

休日はゆっくりと「ブランチ」（朝昼兼用の食事）をとるという人も多いでしょう。しかし、残念ながら**ブランチは、体内時計を狂わせる最たるもの**です。

ある実験で、動物にブランチをとらせたところ、朝・昼・夜の区別がつかなくなってしまったのです。**きちんと一定の時刻に朝食をとることが、生体リズムを整えるのに最適**です。

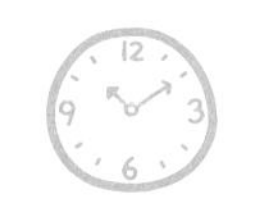

「高カロリー・高脂肪の食事」は昼食時がおすすめ

昼食後は、**中性脂肪が高くなりにくい**ことが報告されています。体内時計の働きで、消化吸収に関わる臓器は日中活発に活動します。その時間に食事をとることで、エネルギーを効率的に得ることができ、かつ、内臓への負担も少なくてすみます。

昼間の活動に必要なエネルギーを効率よく補給するためには、**昼食時に高カロリー・高脂肪の食事を摂取するのがおすすめ**です。

理想の昼食時間は、朝食をとってから5時間後です。たとえば、8時に朝食をとったなら、13時に昼食が理想です。

糖質とタンパク質、食物繊維の多い朝食で体内時計をリセットしておけば、昼食には天ぷらうどんでも、豚カツでもラーメンでも、好きなものを食べても大丈夫です。

「カルシウムは夜にとる」と吸収されやすい

夕食は19時頃が最適です。**18時～19時に味覚が最も敏感になるので、夕食を美味しく食べられます。**この時間帯は、唾液やすい臓からのすい液の分泌が1日の中で最も多く消化がよい時間帯ですので、食後の消化がよく胃腸のもたれが少なくなります。

夕食時には「カルシウム」を多くとることをおすすめします。骨は夜につくられるという仕組みが、体内時計に組み込まれているからです。

ですから、夕食にカルシウムの多く含まれたもの、たとえばヨーグルトなどをたっぷり食べると効率的です。

飲酒は20時～21時頃がおすすめです。アルコール分に対する抵抗力が最も高くなる時間帯ですので、ほどよい酔い心地が楽しめます。

このように、本書では**「食事（時間栄養学）」**と**「運動（時間運動学）」**に焦点を当てながら、「生活治療」の進め方を紹介していきたいと思っています。

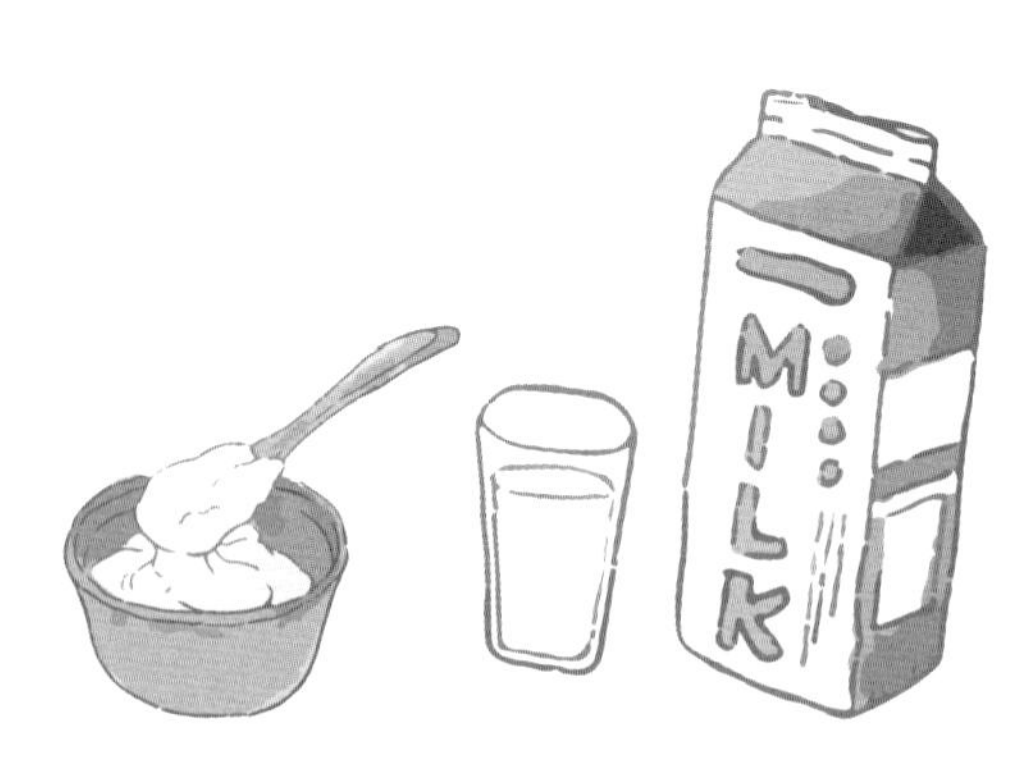

もっと知りたい！「時間栄養学」①

50代以上は要注意！骨粗しょう症対策は「夜」が肝心！

高齢になってくると、骨粗しょう症になるリスクが高まってきます。なかでも女性は50歳を境に、女性ホルモンの一種である「エストロゲン」が急激に減少しますので、骨粗しょう症になる頻度が急増してしまいます。なぜなら、エストロゲンは、骨の新陳代謝に際して、骨にカルシウムを蓄える「骨形成」を促すとともに、骨からカルシウムが溶け出す「骨吸収」を抑制する働きがあるからです。

さらに、生体リズムを整えているエストロゲンが減少することで体内時計が乱れやすくなり、自律神経の働きが乱れ、免疫力も低下してしまいます。

骨粗しょう症は、心臓病や脳梗塞等の生活習慣病のリスクファクターで、認知症の原因ともいわれていますので、健康で長生きするためには、骨粗しょう症対策が大切です。骨粗しょう症の予防と治療には、十分な栄養と適度の運動が有効です。

骨の強さと骨の量を調節しているのが「体内時計」です。時計遺伝子の働きで、骨は昼に溶けて夜につくり換えられます。それを毎日リズミカルに繰り返すことで、骨密度と骨質を一定に保っています。骨を強くするためには、何をいつ食べるのが効果的かを知っておくことが大切です。

まずは、タンパク質と適度のビタミンDをとることです。タンパク質は朝にとることです。腸からの吸収もよく、体内時計も整えられて効率的です。

一方、ビタミンDは、夕食の時にとることがおすすめです。朝にとりすぎてしまうと、血液中のカルシウムが高くなりすぎて、かえってからだに負担をかけてしまいます。夕食のときにビタミンDの豊富なイワシや干しシイタケを適切に摂取すれば、副甲状腺ホルモンが効果的に働き、カルシウムが骨に吸収されて骨量が増えていきます。ビタミンDの薬の服薬時刻も夕方がおすすめです。

カルシウムは前述の通り夕食時にとることをおすすめします。

次に、ビタミンKと食物繊維。ビタミンKは骨形成に必要なビタミンで、納豆などを夕方に摂取すると効果的です。食物繊維の摂取も重要です。ゴボウやタマネギに多く含まれている水溶性の食物繊維のイヌリンには、カルシウムが血管側に移行する（すなわち、動脈硬化をひきおこす）のを止めて、骨に吸収させて骨量を増やす（骨粗しょう症を治していく）という働きがあります。この働きも夕方に強いので、夕食時にも十分な野菜をとることが肝要です。

＼＼Column／／

もっと知りたい！「時間栄養学」②

「夜が怖い少年」との出会いで「時間を考慮した医学」の必要性に目覚める

私が「体内時計」の研究を始めたのは、もう50年も前になります。

「夜になるのがとても怖い」という中学生の少年に出会ったのがきっかけでした。

彼は「夜になると決まって胸が苦しくなって眠れない」と言うのです。ところが、どのクリニックに行っても、医師からは「気の病ですよ」とまったく相手にされませんでした。

ほとほと困惑した少年は、「気候内科」という奇妙な名前の診療科に目が留まったようです。それは、医師になったばかりの私が勤務を始めた九州大学大学病院にありました。

当時はまだ「睡眠学」という学問分野はなく、日本には「睡眠学会」も発足していませんでした。

少年の「夜の恐怖の正体」を暴くには、夜の間ずっと心臓（心電図）と脳（脳波）

を一緒にモニターするしかありません。そこで私は、当時の愛読書の『睡眠の臨床』（大熊輝雄著、医学書院）を参考に、見よう見まねで、その少年の頭全体に脳波電極をつけて、終夜ぶっつづけで脳波と心電図を記録してみました。今でいう「終夜脳波」の走りです。いまは普通の検査ですが、「終夜脳波」をとるクリニックはどこにもなかったのです。

三晩連続して彼の「終夜脳波」を記録し、その結果に驚きました。夜になるのがとても怖いという少年の訴えの正体は、恐ろしい「不整脈」でした。

眠りが深くなっていくとともに脈はゆっくりとなり、そして恐ろしい心室不整脈が現われました。不整脈が現われるや否や、脳はそれを迅速に察知して、脳を守りつつ、心臓を攻撃し、不整脈を撃退し退散させているのです。

この少年の脳と心臓は、眠ることなくこの丁々発止の掛け合いを続けていたのです。医師になったばかりの私は、「夜になるのがとても怖い」という彼の訴えに納得し、「時間」にもっと注目した医療の必要性を認識したのです。

それが私が「時間医学」に目覚めるきっかけとなったのです。

part

1

そもそも「体内時計」って何？

「体内時計」ってどこにある？どうやって時間を計っている？

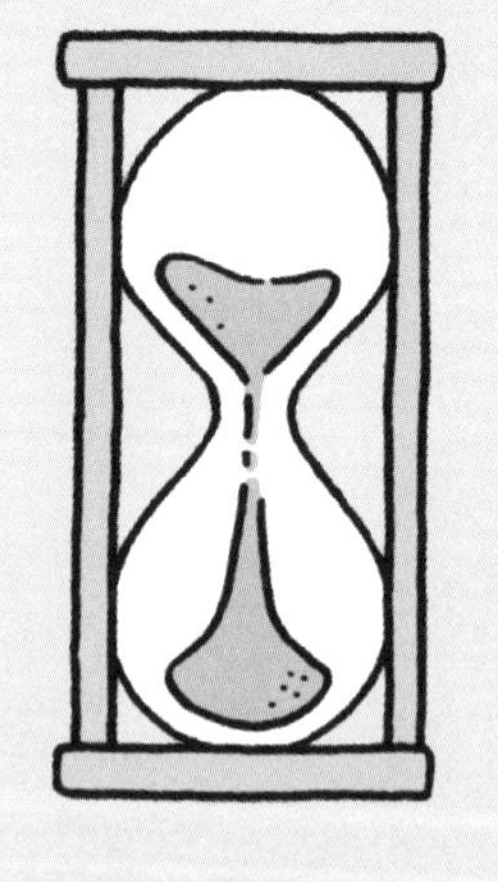

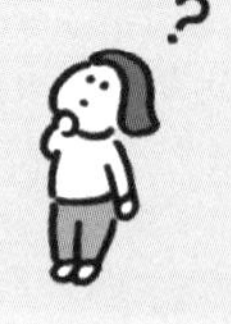

1972年、**人の体内時計の〝ありか〟**が発見されました。

脳の「視床下部（ししょうかぶ）」の中にある**「視交叉上核（しこうさじょうかく）」という神経核が体内時計**でした。

実験でこの「視交叉上核」を壊すと「24時間周期のリズム」（サーカディアンリズム＝概日リズム）が消え、そのあと新しい視交叉上核を移植すると「24時間周期のリズム」が回復したのです。

体内時計は「脳」にあった！

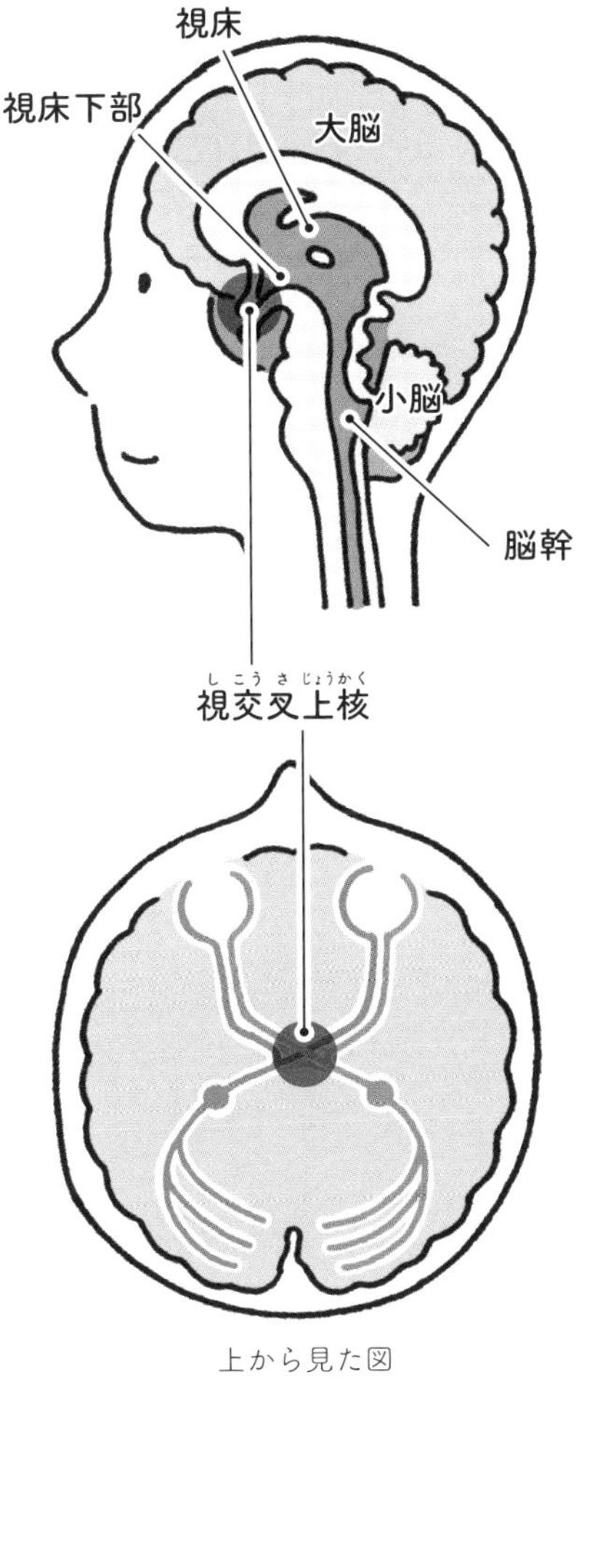

上から見た図

"振り子"の役割「時計遺伝子」と「時計タンパク」

体内時計が時を刻む仕組みは、次のように考えられています。

体内時計の中は、時を刻む細胞（**時計細胞**）で満たされていて、時計細胞の中にある**「時計遺伝子」**が時を刻んでいます。時計遺伝子からは**「時計タンパク」**がつくられていきます。

柱時計が振り子の揺れを利用して時を刻むように、体内時計は「時計遺伝子」から「時計タンパク」への化学反応の変化を利用して時を刻んでいました。

時計細胞の中にある時計遺伝子の主なものは、クロック（*Clock*）、ビーマルワン（*B-mal1*）、パーワン（*Per1*）、パーツー（*Per2*）、クライワン（*Cry1*）、クライツー

（*Cry2*）の6個です。**それぞれの時計遺伝子の働きで時計タンパクがつくられます。**

たとえば、「時計遺伝子パーワン」から「時計タンパクパーワン」がつくられます。

最初は時計タンパクの量は少ないのですが、時間とともに少しずつ増えていきます。その量が一定数を超えると、体内時計はスピードを出しすぎた自動車のようにブレーキをかけて、遺伝子からタンパクへの化学反応を止めようとします。その結果、時計タンパクの生産は抑えられ、つくられた時計タンパクは分解されて少なくなっていきます。すると、体内時計は再びアクセルを踏んで、時計遺伝子から時計タンパクへの生産を再開します。

この時計タンパクの合成と抑制の周期がちょうど24時間で、これが24時間のリズムをつくっているのです。アクセルの役目をしているのがクロック、ビーマルワンの時計タンパクで、ブレーキの役目をしているのがパーワン、パーツー、クライワン、クライツーの時計タンパクです。

ちなみに、朝が始まるとともに時計遺伝子パーワンから時計タンパクパーワンへの化学反応が開始されます。そのため、時計遺伝子パーワンは**「朝を知らせる遺伝子」**と呼ばれています。

朝食を工夫して肥満や高血圧、高血糖を予防・改善したりする、時間栄養学の「生活治療」の効果を高めるには「時計遺伝子パーワン」の働きが欠かせません。

時計遺伝子パーワンが十分に働くことができるように、体内時計を整えておくことが大切です。

今では、時を刻む仕組みのほぼ全貌が解明されています。

体内時計が時を刻む仕組みは実はもっと複雑で、時計遺伝子として20種類以上の遺伝子が報告されています。もっと詳しく知りたい方は、著者の前著を参照ください。

体内時計が時を刻む仕組み

24時間のリズムをつくる 時計タンパク

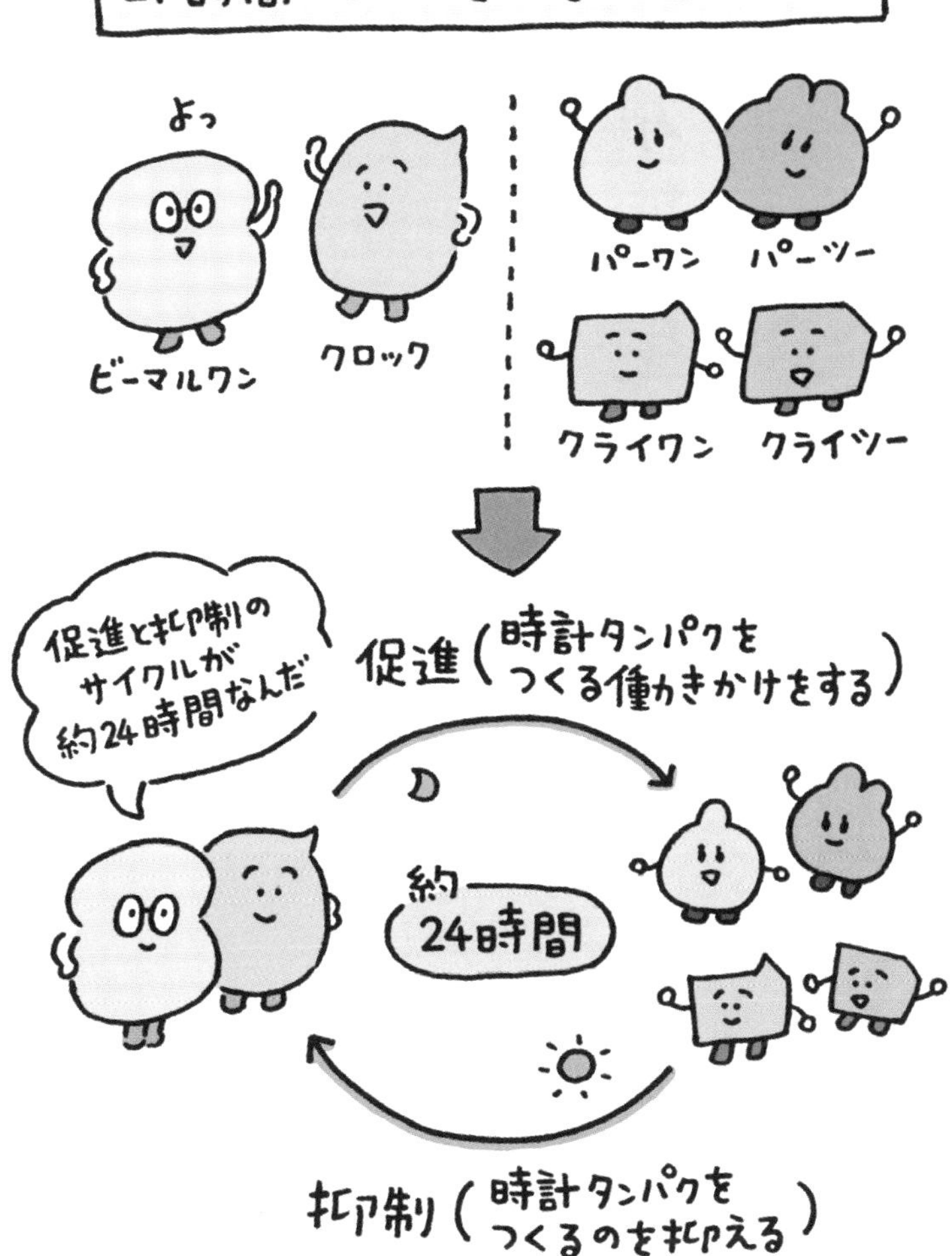

脳の「親時計」と全身の「子時計」のズレが〝時差ボケ〟を生みます

「時計遺伝子」が発見されると、脳の「体内時計」以外のどこかに時計遺伝子を持っている細胞がないかどうかを調べる研究が開始されました。

その結果、世界中の学者は驚きました。

時計遺伝子は、私たちのからだの至る所のすべての細胞で見つかりました。**時計遺伝子のない細胞はなかった**のです。

今では**脳にある体内時計を「親時計」、細胞にある体内時計を「子時計」**と呼ぶことになっています。

親時計は子時計に綿密に指令を送り、子時計は親時計と常時連絡をとりながら、一体となって「自律神経」と「ホルモン」、「免疫」の働きを整えて、病気から身を守っています。

そして、人が生きていくために必要なエネルギーを創出して、若返りや老化のプロセスを調整するという、不思議な世界を醸し出していたのです。

この親時計と子時計の間の連携が崩れて、おのおの別々に気まま勝手に働きだした状況が「時差ボケ」です。

たとえば、朝食を抜くとそれだけで、子時計だけが90分遅れることがわかっています（64ページ）。親時計はそのままですので、親時計と子時計に90分の時差が生じることになります。

このようなことが積み重なって、病気から身を守るための仕組みが乱れ、崩れてしまった結果、糖尿病や肥満、高血圧やがんなどのいろいろな病気が現われてくるのです。

脳にある「親時計」と からだの細胞にある「子時計」

脳にある親時計は

自律神経

ホルモン

免 疫

の働きを整えて
健康を守っている

親時計は、
全身にある
子時計に
指令を出す

子時計は
親時計に
連動しつつ、
個々に時を
刻んでいる

親時計と子時計の
連携が乱れると
“時差ボケ”となり、

睡眠障害やうつ病

糖尿病や肥満

高血圧

が ん

などにかかわる

「年をとると早起きになる」には意外な理由がありました

たとえば、血圧や脈拍（心拍数）には、昼高く夜低いというリズムがあって、日々そのリズミカルな変化を繰り返しています。これも「体内時計」の働きです。

この変化の様子は4つの要素で表現されます。リズムが最も強くなる時刻を表わすのが**「頂点位相」**（ちょうてんいそう）**（位相）**（いそう）、リズム振動の幅（強さ）を表すのが**「振幅」**（しんぷく）、リズムの頂点位相から次の頂点位相がくるまでの時間を**「周期」**と呼んでいます。

それぞれのリズムの性質は、このリズムの3要素に加えて4つ目の要素として**「24時間の平均値」**が用いられます（55ページ図）。

たとえば、血圧のリズムを表わすときには、頂点位相が16時、振幅が50㎜Hg、周期が24・2時間。そして24時間の平均値が130㎜Hgといった具合です。

時間栄養学で最も重要視されるのは「位相」と「振幅」の2つの要素です。

いつ食べるのが、からだによいか。体内時計は正しく働いているか。この2つの問いに、それぞれ位相と振幅で答えるわけです。

時間栄養学的にみる「朝型」「夜型」とは？

本書では、「朝型」「夜型」という言葉が頻繁（ひんぱん）に出てきます。一般にいう朝型の生活とは、早起きで生活活動のリズムが朝方にシフトしている生活のことですね。朝から午前中に力を発揮しやすい人のことを朝型人間と呼ぶこともあります。夜型はその逆で、起きる時間が遅く、夕方から夜のほうが力が発揮できるため、つい夜更かしをしてしまう。このようなタイプは夜型人間と呼ばれます。

これを時間栄養学的な観点から解説を加えると、生活リズムの「位相」が朝方にシフトしている（「位相が前進している」といいます）タイプが朝型で、夜にシフト（位相が後退）しているのが夜型です。

私たちの体内時計は約24時間のリズムで地球の自転に似た周期で振動していますが、

体内時計の重要な３要素

血圧のリズムの例

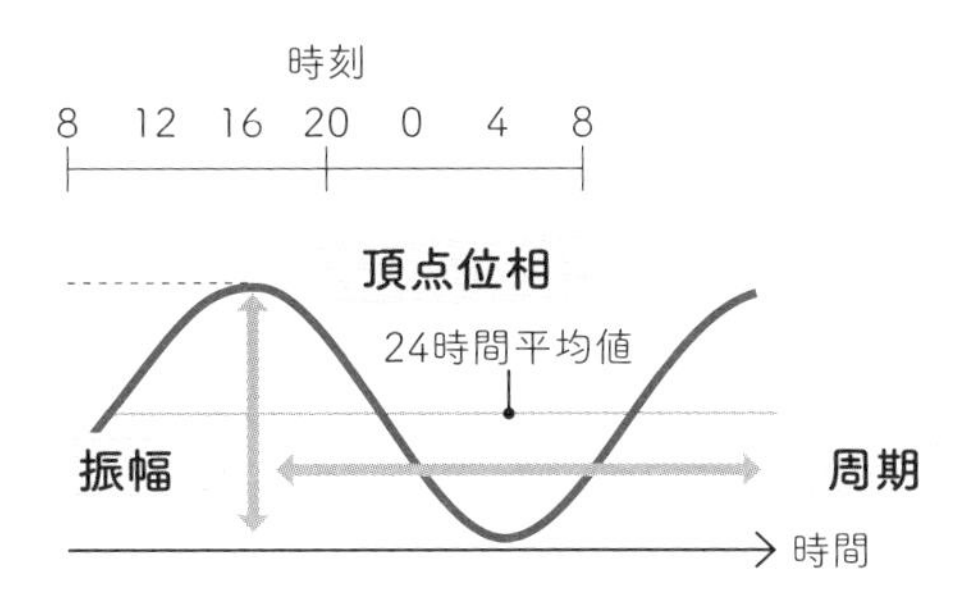

位相

**リズムの
スタート地点**

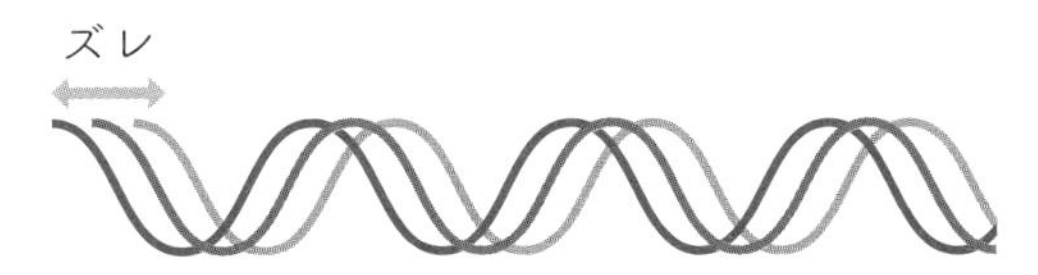

親時計や各子時計でズレてしまうと、時差ボケが生じる。朝の光＋朝食で体内時計をリセットすれば揃う

周期

1サイクルの長さ

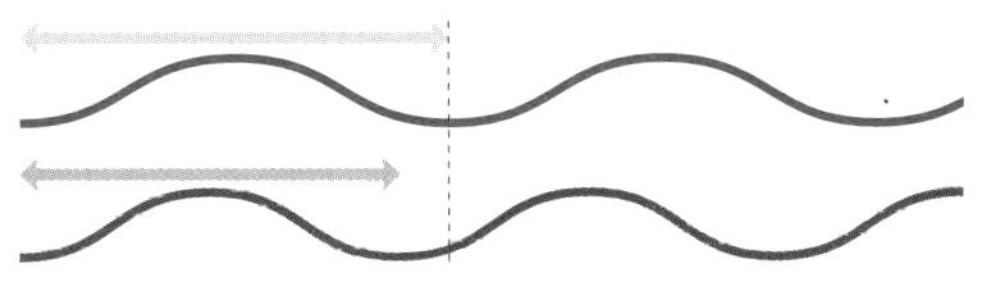

高齢になると周期は短くなる

振幅

リズムのメリハリ

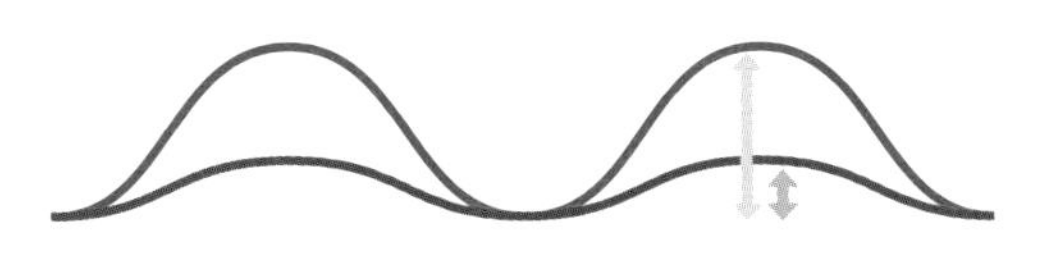

高齢になったり、不調が起こると
振幅は小さくなる

ピッタリ24時間ではありません。本来は24時間よりも長く、暗闇をなくして連続照明の下で生活してもらうと約25時間のリズムになります。

私たちはもともと約25時間周期の体内時計の針を、毎朝約1時間進めることで24時間の地球の周期に同調させています。

そのため私たち人間は、ちょっと油断すると夜型に傾きやすい傾向があります。睡眠・覚醒リズムが後ろにずれることは、さほど苦になりません。夜ふかしは得意なのです。しかし、夜ふかしの翌朝、ふだんと同じ時刻に起きるのは非常につらいですね。就寝時刻がふだんより遅くなると地球の時間とのズレが大きくなり、朝の調節がより大変になるのです。

不規則な生活をしていると、簡単に夜型にシフト（位相が後退）してしまいます。ですから、「体内時計のリセット」が必要なのです。また、体内時計は加齢により位相が前進しがちです。そのため、高齢になると早起きになる人が多くなるのです。

体内時計はこまめに“調整”が必要！

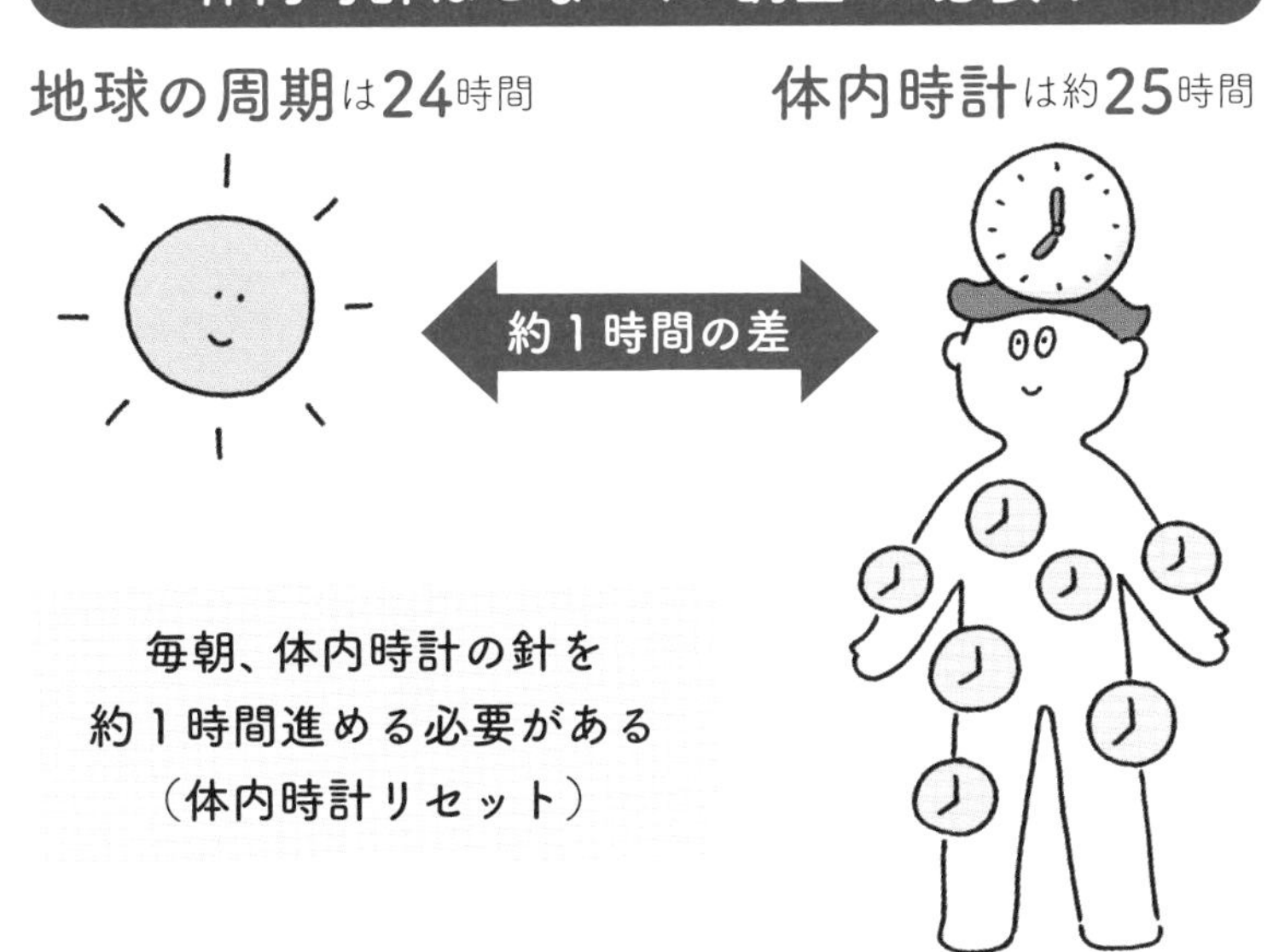

毎朝、体内時計の針を
約1時間進める必要がある
（体内時計リセット）

他にも、たとえば、朝の運動は体内時計を進め、
夕方の運動は遅らせることがわかっているので……

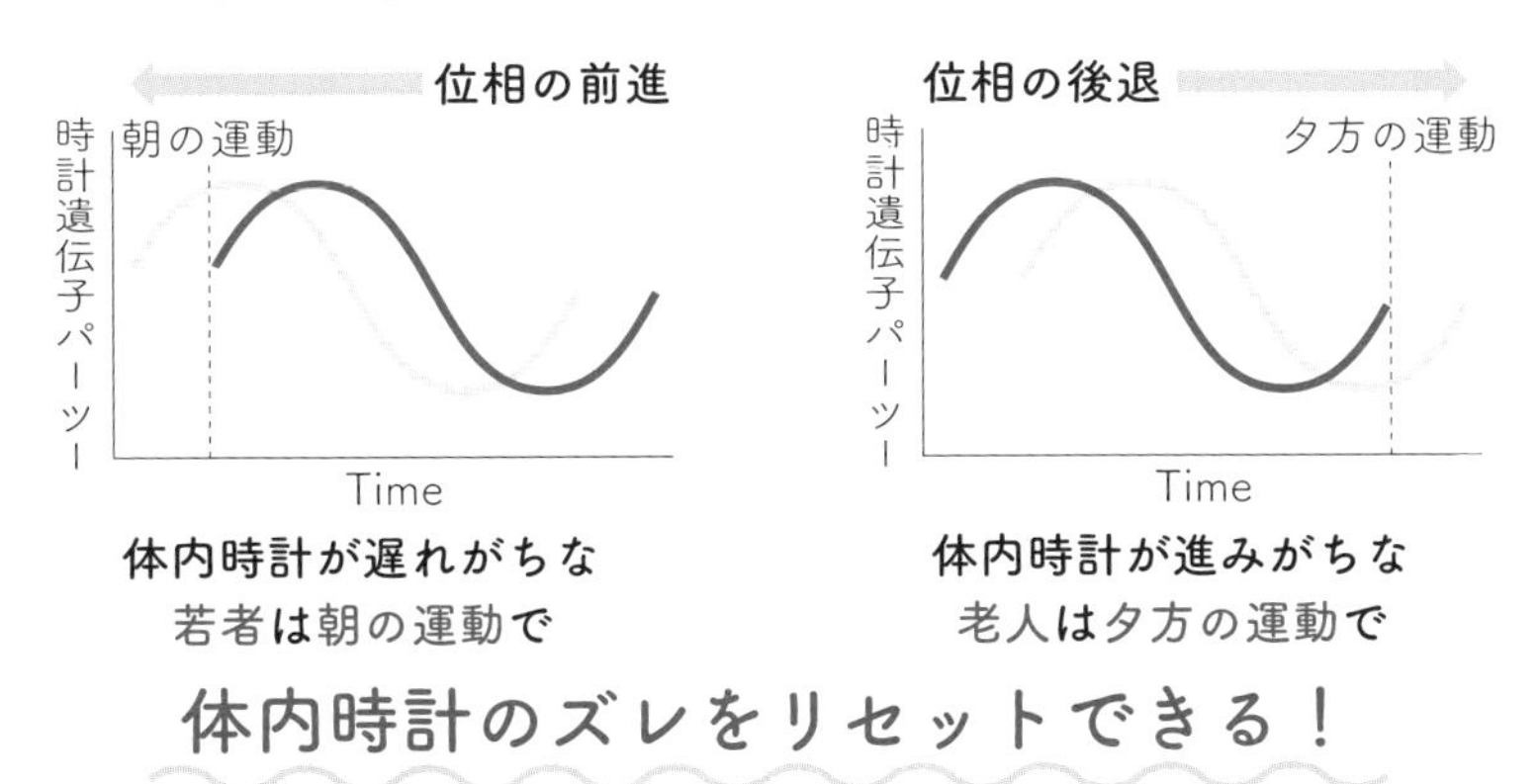

体内時計が遅れがちな
若者は朝の運動で

体内時計が進みがちな
老人は夕方の運動で

体内時計のズレをリセットできる！

体内時計の針を進める。
遅らせる。
リセットする

様々な研究で、**朝型のほうが**、糖尿病やメタボになりにくいなど、**健康的な生活を送れる**ことがわかっていますので、朝型生活を心がけることが大切です。**夜型化した生活を朝型に戻すためには、朝早い時間に朝食をとり、朝に十分な光を浴びることです。**

体内時計には「光位相反応（ひかりいそうはんのう）」という特別な特徴があります。光（照明）の影響を受けて即座に「位相」が変化するという性質です。

光（照明）の影響は、**光を浴びる時刻によって大きく異なります。**朝に光を浴びると24時間リズムの位相は前進しますが、正午からの午後の時間帯に光を浴びても位相に変化はみられません。一方、夕方に光を浴びると位相は後退します。

光を浴びたときにみられるこの**「体内時計リセット効果」**（光位相反応）は、絶えず変化する様々な環境に順応するために生命が獲得した、体内時計の特性です。

「光位相反応」は、自律神経の副交感神経と交感神経の働きで調整されています。

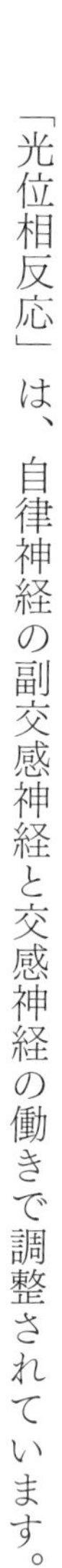

「腹時計」は本当にあった！　しかも……

「光位相反応」と同じような反応が食事のタイミングでもみられます。

親時計よりも強い力をもっている子時計がありました。**「腹時計」**です。

肝臓や、すい臓や腸の細胞にある時計細胞が腹時計です。

食べた食品からの信号を感知した腹時計は、即座に親時計と詳細に情報交換しながら、24時間のリズムの乱れや崩れを調整するよう指示します。

朝の早い時間に朝食をとると、体内時計の位相が朝型にシフトし、夜の遅い時間に夜食をとると位相は後退し、夜型にシフトします。

体内時計のリセットには「朝の光」と「朝食」両方が必要！

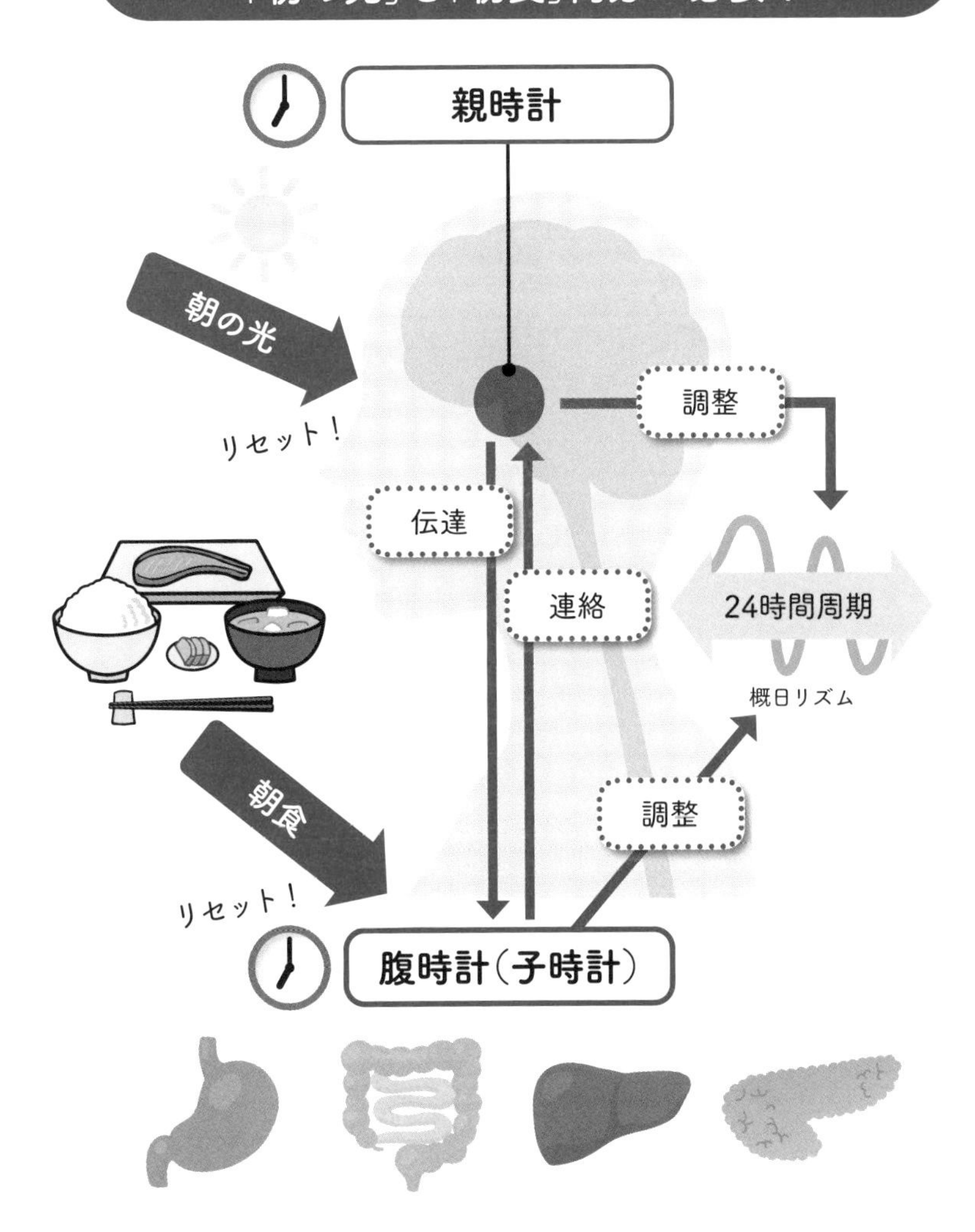

体内時計の針を「前進させる食べ物」「遅らせる食べ物」

食事の体内時計リセット効果は、「光位相反応」とは異なり、**「インスリン」をはじめとする「ホルモンの働き」で調整されています**（65ページ図）。

朝ごはんの糖質と、野菜（食物繊維）から腸内でつくられる「短鎖脂肪酸（たんさしぼうさん）」。そして青魚の脂（あぶら）に多く含まれる「オメガ3脂肪酸」のEPAとDHAとが一緒に働いて、すい臓から「インスリン」が分泌されます。その他、すい臓や腸や肝臓のホルモンも一緒に働きます。そうして、〝腹時計〟がリセットされます。

それと同時に食事の情報が「インスリン」と副交感神経（迷走神経）を介して脳の体内時計へ。そして、体内時計は食事の効果と、朝の光を浴びて得られる体内時計リセット効果（光位相反応）の情報を連携して処理し、間髪を入れずに交感神経を介して心臓・副腎・腎臓・筋肉・骨・軟骨などの全身の細胞に信号を送り、からだ全体の子時計の針をリセットします。まさに神業のような仕組みです。

これが、朝食で全身の体内時計がリセットされる仕組みです。

「午前中は調子が出ない」人は、〝朝食時差ボケ〟かもしれません

英国サリー大学のヴェーレンス博士らは、２０１７年、**朝食を抜くと子時計だけが乱れ、親時計との間に時差ボケが起こる**ことを発見しました。

実験では被験者に朝食の時間を朝の7時から5時間遅らせて、12時に変更して生活してもらいました。すると、子時計の「時計の針」が90分間遅れましたが、親時計のリズムには異常は現われませんでした。**親時計と子時計の「時計の針」に90分間の時差が現われた**ことになります。その結果、ボーッとして元気が出ない、からだが重い、胃腸が重くだるい、お腹がはるなどの多彩な症状が現われました。

早稲田大学の柴田重信先生は、これを**「朝食時差ボケ」**と呼んでいます。

体内時計は「1つの食品」ではうまく動かない！

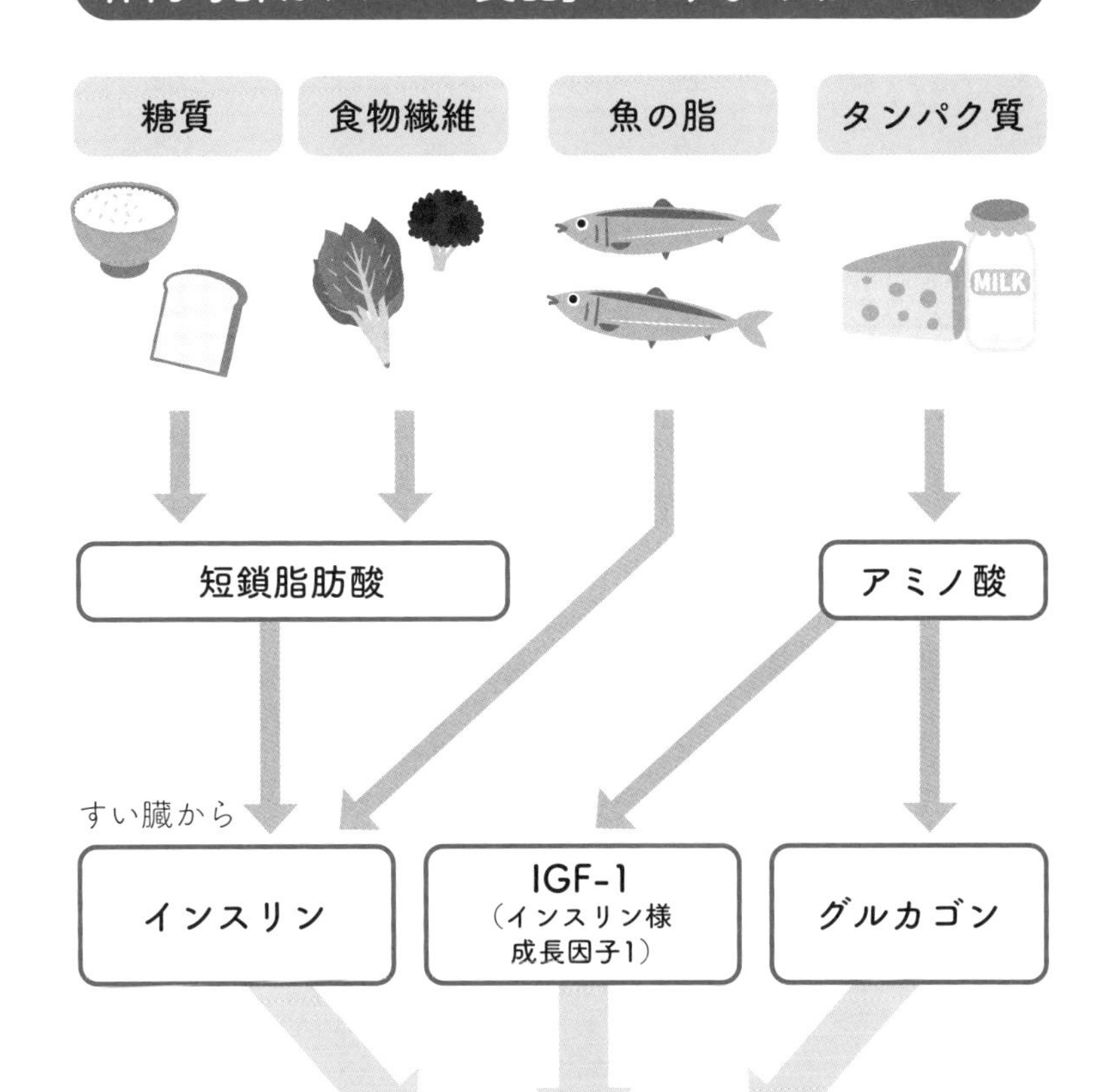

肝臓にある

腹時計（体内時計）をリセット！

「食後のお茶」に隠されたすごい効果とは？

前述の糖質や野菜や青魚と同じように、菊芋やゴボウ、納豆や豆腐などにも、位相を前進させて、体内時計を夜型から朝型にする働きがあります。

食後の緑茶やコーヒー、ペパーミントやレモングラスなどのハーブティーには、体内時計の針をリセットするだけではなく、**体内時計を強化して24時間のリズムを増幅する働きも持っています。**食後のお茶は健康増進のために欠かせないということです。

ちなみに朝型を維持するには、夕方から夜、満腹よりも少し空腹気味にしておくことと、朝、テレビ体操のような軽い運動を習慣にすることです。また、朝食は起床後1～2時間以内、朝早いほど体内時計のリセット効果は大きく現われます。

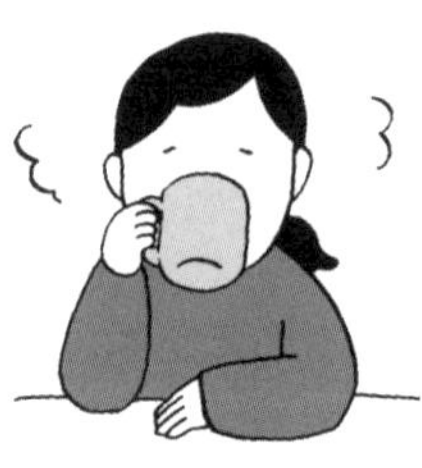

体内時計に影響する食品等

	位相を前進させる食品等	位相を後退させる食品等	24時間リズムを増幅する食品等
主食と副食	●朝のごはん・パン・トウモロコシ ●朝の水溶性食物繊維（野菜） ●朝のイヌリン（菊芋やゴボウ） ●朝の納豆 ●朝のヒスチジン（青魚） ●朝のオルニチン（シジミ） ●就寝前のL-セリン（大豆や豆腐や納豆）	●夜のオルニチン（シジミ）	●朝のトリプトファン（豆腐・納豆・牛乳・チーズ・ヨーグルト） ●夕のグリシン（豚肉・イカ・ホタテ） ●朝のヒスチジン（青魚）
嗜好	●カテキン（緑茶） ●朝の緑茶、コーヒー ●朝のペパーミント、レモングラスなどのハーブティー ●朝のノビレチン（柑橘系植物の皮）	●夜の飲酒 ●夜遅いカフェイン（緑茶・コーヒー・紅茶） ●夜のノビレチン（柑橘系植物の皮）	●夕のレスベラトロール（赤ワイン） ●朝のウロリチンA（ザクロ） ●朝の緑茶、コーヒー ●朝のペパーミント、レモングラスなどのハーブティー ●夜のハルミン（パッションフルーツ） ●朝のノビレチン（柑橘系植物の皮 ）
食事	空腹	満腹	25％の減食
その他	猪苓（チョレイ）と柴胡（サイコ）		
運動	朝の運動	夜遅い時間の運動	夕方（19:00頃）の運動

「夕食は遅くならないほうがいい」納得の理由とは？

夕食は遅くならないほうがよいこともわかっています。

3食のうち体内時計を調整する効果が最も高いのは朝食です（＝ブレックファスト効果）。**食事の間隔が長く空いたほうが体内時計のリセット効果が強い**からです。ですから、夕食と翌日の朝食の間を長く空けると、その効果が高められます。

たとえば、「朝7時・昼12時・夕19時」に食べれば、朝と昼の間は5時間、昼と夕の間は7時間、そして夕から翌朝の間は12時間になります。ここで、もし昼食を抜くと朝と夕の間、夕と翌朝との間が変わらなくなってしまいます（朝と夕＝12時間、夕と朝12時間）。あるいは、夕食が遅くなったり深夜に夜食をとってしまうと、翌朝の朝食との間隔が短くなります。すると、朝に体内時計をリセットする効果が弱まってしまいます。

つまり、時間栄養学的な観点からいっても、**不規則な食事は健康によくない**ということです。夕食は20時までにすませるのが理想的です。

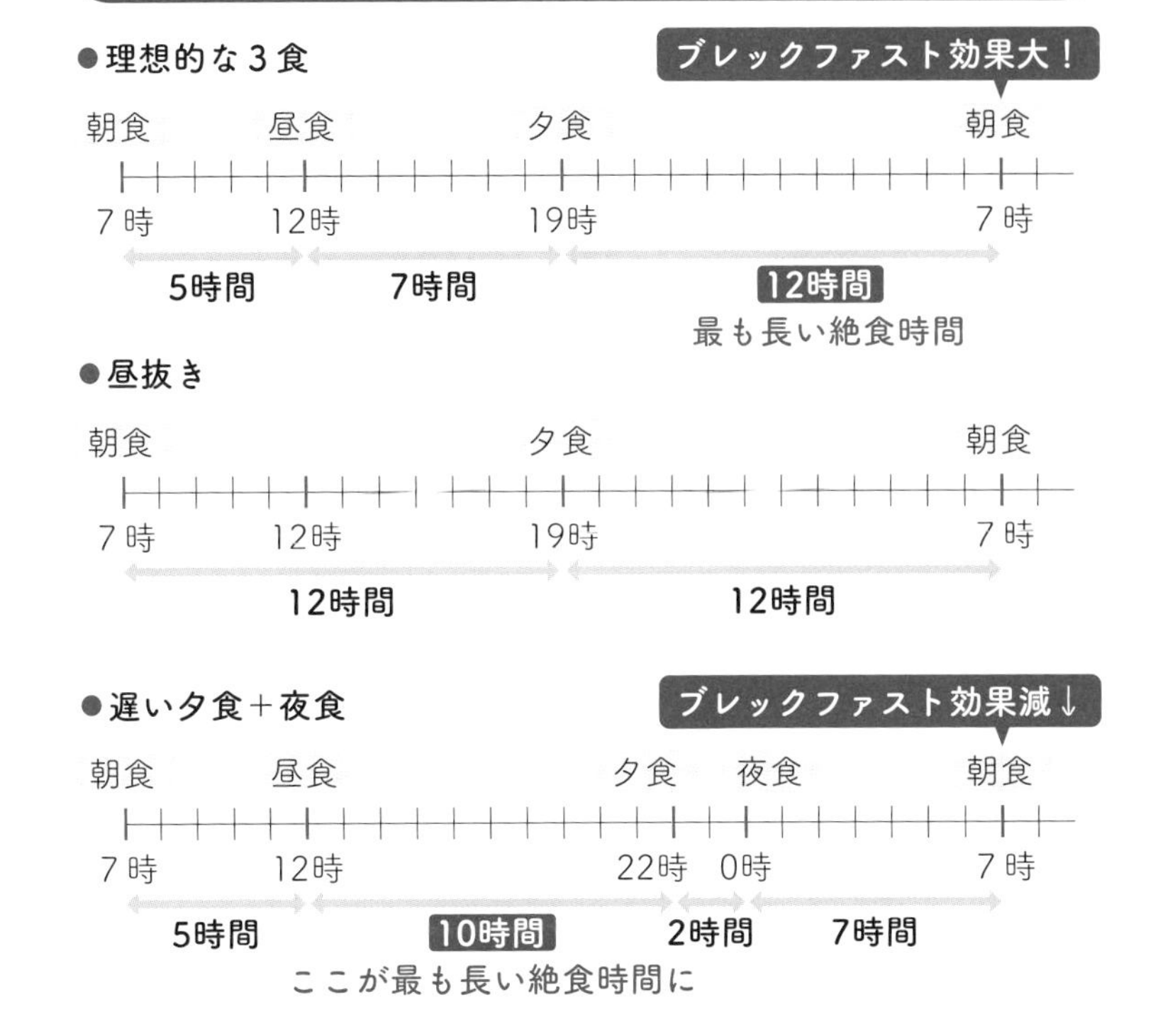

ココロとお腹の不思議な関係。
「美味しいものを食べると幸せになる」
のはなぜ？

1990年を境に、「自律神経」の活動が脳のどの部位で起きてどのように応答しているかを、機能的MRI検査の画像としてとらえられるようになりました。以来、自律神経の働きの全貌が明らかにされています。

よく知られる「交感神経」と「副交感神経」の活動だけではなく、脳には「内側前頭前野」「眼窩前頭皮質」「帯状回」「島」「扁桃核」から構成される**「自律神経ネットワーク」があって、内臓からの情報を処理していました。**

食事をしたときの様々な情報は、すい臓、肝臓、腸の子時計で受けとられて、迷走神経を介して脳の自律神経ネットワークに伝達されます（73ページ図）。脳にある「島」がその主役です。

「島」は内臓のすべての細胞の子時計からの、時々刻々遷り変わりゆくすべての情報を受けとって、無意識のうちに応答し、紡ぎだされた喜びや悲しみ、怒りや期待といった感情を表情・行動・直観などとして全身に発信します。

「得も言われぬ上品な味に接して心をときめかし、幸福な気持ちになった」とか、「思いがけず幼いころに母親がつくってくれた、懐かしい味にめぐり合って心が癒(いや)された」などと感じるのは、「島(とう)」の働きによるものです。

そしてもうひとつ、「島」とともに自律神経をとりしきっているのが、「眼窩前頭皮質(がんかぜんとうひしつ)」です。

「今日はお腹の調子がよくて快適に過ごせるな」といった幸福感や、少し腐りかかった食べ物を口にして、「何かおかしいぞ」と感じるのは、もうひとつの脳の自律神経ネットワークの主役、「眼窩前頭皮質」の働きです。

このように、食事をしたときのすい臓や肝臓や腸内フローラからの信号は迷走神経を経て、瞬時のうちに島と眼窩前頭皮質に伝えられて無意識のうちに直観するわけです。

「島（とう）」が自律神経の中心的役割を担っている！

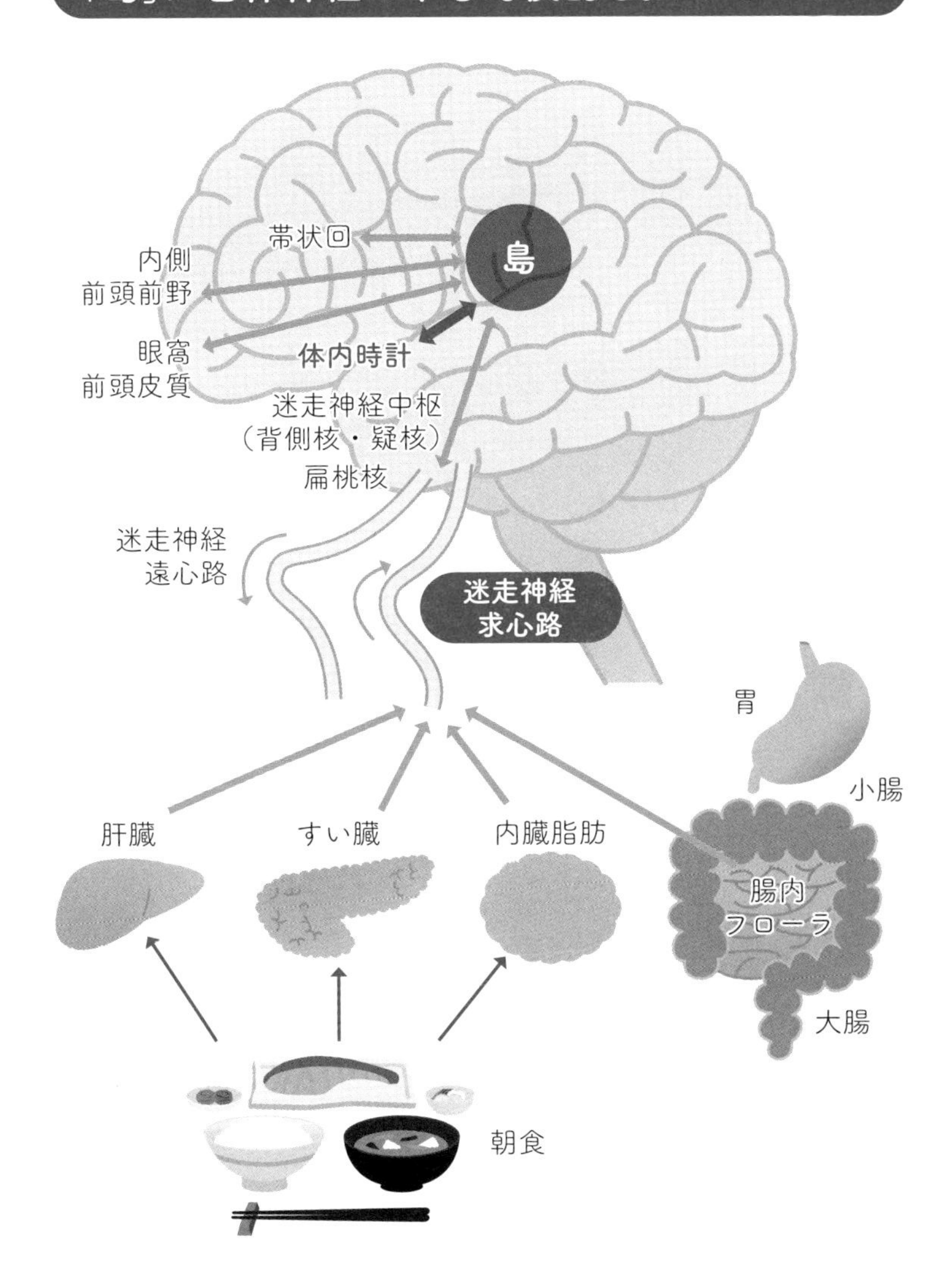

「自律神経を整える」食べ物は？

口にした食品が「自律神経ネットワーク」に達するまでの経路の違いから、３つの食品群に分類してみました（左表）。

ひとつ目は、脳の自律神経ネットワークに働きかけ、交感神経をしずめ、副交感神経を活性化する食品群。２つ目は、すい臓からのインスリンと腸内フローラからの情報を感知して、脳の自律神経ネットワークの働きで自律神経を整える食品群。そして３つ目は、体内時計と子時計の針をリセットして自律神経を整え、疲労感をとり去り、集中力を向上させ、仕事の効率を上げる食品群です。

食事とともに得も言われぬ満足感と幸福感が得られる背景には、このような仕組みが隠されているのです。

自律神経ネットワークに働きかける
3種類の食品群

脳の自律神経ネットワークに働きかけ、交感神経をしずめ副交感神経を活性化する食品群	●トリプトファン（豆腐・牛乳・チーズ・ヨーグルト） ●トマト・パプリカ・バナナ・メロン・チーズ・ヨーグルト ●テアニン（緑茶） ●L－セリン（大豆、豆腐、納豆） ●イモ・納豆・キムチ・メロン
すい臓からのインスリンと腸内フローラの働きを介して脳の自律神経ネットワークに働きかけ、自律神経を整える食品群	●食物繊維（短鎖脂肪酸）青魚（EPAやDHA） ●イヌリン（ゴボウ・菊芋）（短鎖脂肪酸） ●カテキン（緑茶）
体内時計と子時計の針をリセットして自律神経を整え、疲労感をとり去り、集中力を向上させ、仕事の効率を上げる食品群	●ヒスチジン（魚） ●緑茶やコーヒー、ペパーミントやレモングラス ●リモネン（柑類類の香り）

私たちは、
体内で美しいリズムを奏(かな)でる
奇跡のような存在です!

人をはじめとする地球上の生命には、地球の自転のリズム、月や木星、太陽などのリズムが、すべて多重に宿っていました。

そして人は、その調べをまるで交響曲のように調和させ、繰り返し演奏しているのです。

「体内時計」は約24時間のリズムをつくり出す時計ですが、その後の研究で、私たちのからだには、**12時間のリズムのように、24時間よりも短いリズムもある**ことがわかってきました。

脳波のリズム（0・1秒周期）や心電図のリズム（1秒周期）から、90分、8時間、12時間のリズムなど、24時間よりも短い「ウルトラディアンリズム」。

そして3・5日や1週間から、1カ月、6カ月、1年。0・4年や1・3年のリズム、10・5年や21年のリズム、100年や500年のリズムなど、24時間よりも長い「インフラディアンリズム」。

私たちのからだには、多種多様の時計があり、互いに美しく調和してそれぞれが輝いていました。

睡眠も集中も……「90分サイクルがいい」科学的な理由

午後1時か2時ごろに眠くなる午睡の睡魔は、約12時間の時計の仕業でした。その他にも、8時間、6時間、1・5時間などのリズムがあります。

なかでも**1・5時間（約90分）のリズムは、24時間リズムに並ぶ基本のリズム**です。

1日の24時間を16等分し、私たちは90分のリズムで生きています。

夜の眠りも90分ごとに軽く目が覚めます。あるいは、その整数倍の周期で尿意を催

まるでオーケストラ！
体内にある様々なリズム

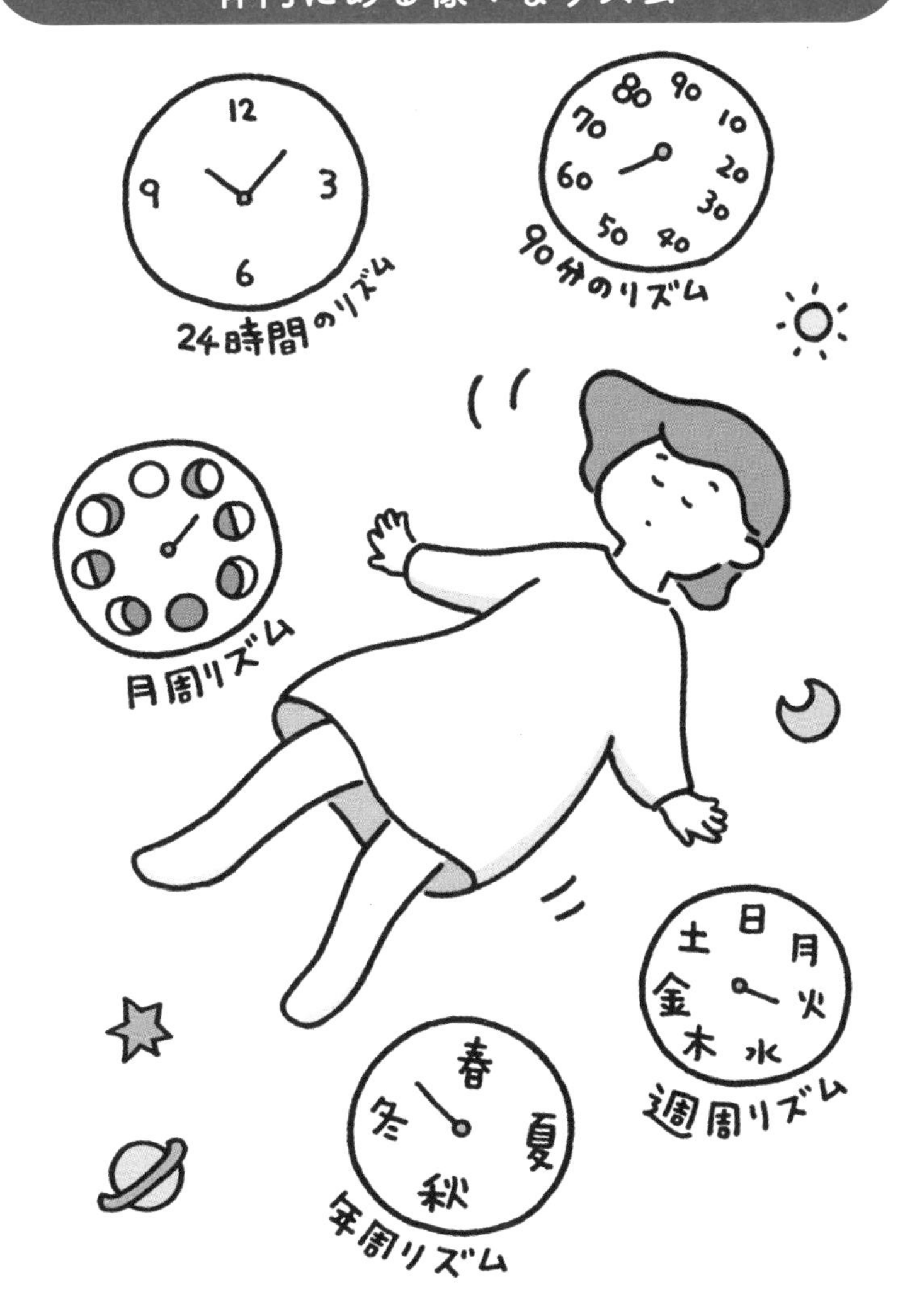

します。昼間の生活でも、ちょっとのどが渇いて水を飲む。口寂しくなって菓子をつまむ。いずれも不思議にほぼ90分の周期です。仕事や勉強に集中するのも90分が目安で、それ以上続けても効率は落ちてしまいます。このように日常生活の折り目には90分のリズムと切っても切り離せないような関係がみられます。

あるいは、瀕死の状態で集中治療室に入院したときですら、からだから出てくる生命を鼓舞するためのホルモンに、90分のリズムが観察されました。一般に病気になると、脈拍や血圧などの生命現象のサーカディアンリズム（24時間周期）が弱くなり、90分のリズムが強くなってきます。ですから、90分リズムとサーカディアンのリズム比は、「健康の質」を表わす指標といえるのかもしれません。

生命（いのち）と生態系・地球・宇宙は、繊細連綿たる相互連関で結ばれることで、多重の時間構造をつくりだしています。

もっと知りたい！「時間栄養学」③

タンパクの品質を管理！今、注目の「12時間のリズム」とは？

「ウルトラディアンリズム」の中でも、12時間リズムが注目されています。時計遺伝子からつくられた時計タンパクの「品質管理」をしているリズムだったからです。

夜明け時と夕暮れ時という環境変化の時に、次の環境（夜明け時なら昼の環境に、夕暮れ時なら夜の環境）にスムーズに対応できるように、私たちのからだは数多くの遺伝子から多様なタンパクをつくっていくことが必要になります。

東京の高速道路が、朝と夕のラッシュアワーで車の流れがとまってしまった状況を思い起こしてください。大渋滞です。

製品が多くなればなるほど不良品も増えてしまいますので、品質管理の作業に追いまくられることになります。これを効率よくさばいていくには何か大掛かりな取り組みが必要です。

できあがったタンパクの品質を管理するのが「小胞体（しょうほうたい）」の役目です。

小胞体とは、細胞の中にある核やミトコンドリアやリボソームなど、様々な細胞内小器官のひとつです。

遺伝子からタンパクをつくるためのエネルギー源をつくり出しているのがミトコンドリア、タンパクをつくる工場がリボソームです。そしてできあがったタンパクの品質を管理するのが小胞体の役目です。

ラッシュアワー時に大量に生成されたタンパクの品質を管理し、不良品のタンパクを修復するための小胞体の振る舞いに12時間リズムが現われていたのです。

私たちが健康で生きていくためには、誤ったタンパクの生成はゆるされません。それをおろそかにすると様々な病気にかかってしまいますので、小胞体の働きは極めて重要です。

ですから12時間時計の仕組みこそ健康維持の秘訣だと思いませんか。

事実、さまざまな病気との関連が明らかにされています。

アルツハイマー病、がん、心不全、動脈硬化、筋萎縮性側索硬化症（ＡＬＳ）などの神経変性疾患、潰瘍性大腸炎やクローン病などの炎症性腸疾患。私たちがまだ解明できていない病気の多くに小胞体ストレスが関与しているようです。

part 2

効率よく「内臓脂肪」を落とす食べ方・食べ物、そして運動法

肥満、メタボ予防・解消には、やっぱり「朝型生活」が有利

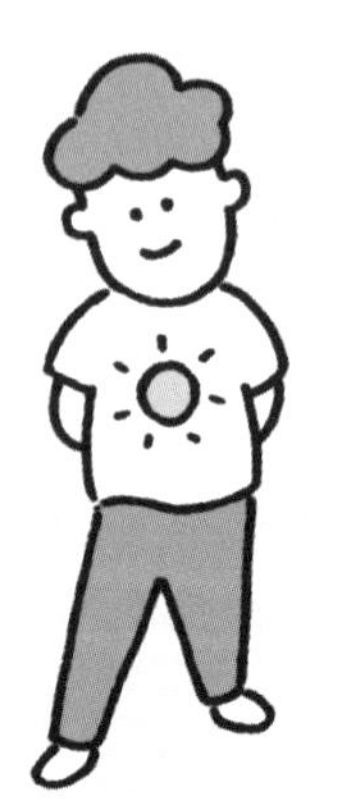

肥満、メタボを予防・改善するには「朝型生活」が有利です。遅い時間に夕食をとると、同じ量の食事でも朝や昼より太りやすいのです。時計タンパクのビーマルワン（B-MAL1）の働きによって脂肪が体にため込まれ、太りやすくなるからです。

さらに、神奈川県立保健福祉大学の中村丁次教授らは次のような実験を行ない、朝型の食生活のほうが太りにくいということを実証しています。

18名の女子学生を対象に、1食当たり500kcal、3食で計1500kcalの食事を、

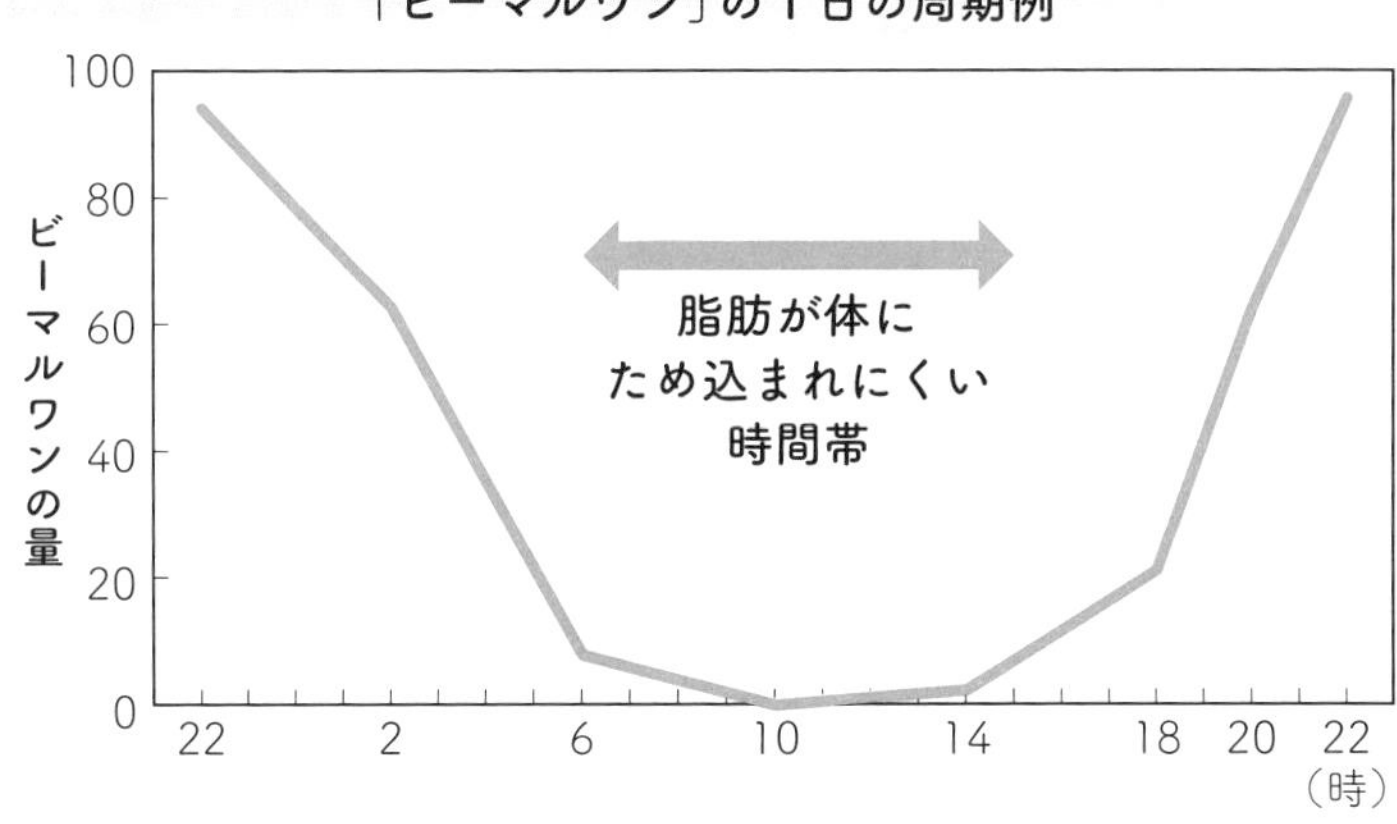

①「朝7時・昼13時・夕19時」に食べる朝型グループ
②「昼13時・夕19時・夜中1時」に食べる夜型グループ

に分け、食事前から食後3時間までのエネルギー消費量を、「ＤＩＴ」（Diet Induced Thermogenesis／食事誘発性熱産生（しょくじゆうはっせいねつさんせい））という値で比較しました。

私たち人間は、食事をとると体内で栄養素を分解し、その一部が体熱となって消費されます。このため食事をした後は、安静にしていても代謝量が増えます。これが「ＤＩＴ」です。つまり、ＤＩＴは食後の消化に内臓が活動することによって消費するエネルギーのことで、**この値が高いほどエネルギー消費量が大きく太りにくい**ことになります。

中村先生の実験では、朝型グループのＤＩＴは体重１キロ当たり０・９０５㎉で、夜型グループのＤＩＴは０・５９５㎉でした。

朝型と夜型でエネルギー消費量に明らかな違いがみられました。

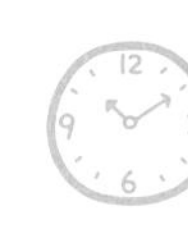

夜型だからジャンクフードが好きなのか？ジャンクフードが好きだから夜型なのか？

早稲田大学の柴田重信教授らが3000人以上の女子大生を対象に行なったアンケート調査によれば、朝型の生活をしている人と夜型の人とでは、食事の嗜好（しこう）にも異なった傾向がみられました。

朝型の人は米、卵、乳製品、野菜、果物などを好むのに対して、夜型の人はめん類や菓子類を好み、脂肪の摂取量も多かったのです。さらに、夜型の人は食事のとり方も不規則で、朝食だけでなく昼食や夕食を抜くことも多く、食事のリズムが乱れがちでした。朝型の生活をすることで食生活が健全になるのか、理想的な食事が朝型生活をつくるのか、どちらが先かはわかりませんが、「食事のリズムの乱れ」と「体内時計の乱れ」は互いに深くかかわりあっていることは確かです。

朝型の生活をしている人のほうが、夜型の生活をしている人よりも長生きするともいわれています。**朝型の生活は生体リズムが整いやすく、自律神経、ホルモン分泌、免疫機能が正常に働きやすくなるためでしょう。**

太らないためには、あるいは肥満を改善するための第一歩は、体内時計を整えて24時間のリズムをパワーアップすることです。そのためには朝は規則正しく起床し、毎朝十分な光を浴びることです。そして個人の生活スケジュールに見合った食のリズムを工夫し、腸内フローラを整えることです。

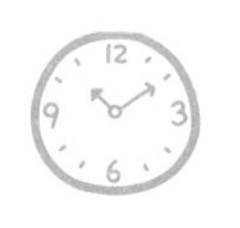

簡単な質問でわかる！あなたは夜型？　朝型？

朝型か夜型かは、専門用語では「クロノタイプ」といいます。

国立精神・神経医療研究センターというところが公開している「ミュンヘンクロノタイプ質問紙（MCTQ）」というセルフチェックでは、簡単な質問に答えるだけで、現在、自分が朝型か夜型かを知ることができます。

興味がある方は、ぜひ確かめてみてください。 https://sleepmed.jp/q/meq/

ちなみに、そもそも生まれながらの「朝型人間」「夜型人間」というのはあるのでしょうか？

朝4時起きで20時にはもう寝るといった極端な朝型の人や、朝3時に寝て午前11時に起きるといった極端な夜型生活の人には、パーツー（*Per2*）やパースリー（*Per3*）といった時計遺伝子の遺伝子配列に異常があることがわかっています。時計遺伝子の異常が極端な朝型人間と夜型人間の要因でした。

「夕食のおかずを一品、朝食に回す」くらいでちょうどいい

トータルの摂取量が同じ場合、「1日1食」や「1日2食」だと、「1日3食」よりも太りやすくなることがわかっています。

最も太りやすいのは、1日1食を「夜にとる」パターンです。1日に食べる分量の8割方を夕食にとる食事習慣だと、体重は日ごとに増えていきコレステロールも高くなります。先ほども述べたように、夜は脂肪を蓄積する時計タンパクのビーマルワンが活発になる時間帯だからです（85ページ図）。

食事はある程度は分割して食べたほうがいいのですが、食事の回数が多すぎると、肝臓にある時計遺伝子のサーカディアンリズムが乱れてしまって、体重はさらに増加し、血液中のコレステロールも高くなってしまいます。

太らないためには「1日1食健康法」や「朝食抜き（1日2食）ダイエット」などはせずに、「体内時計の調整による健康維持」に主眼を置いて、**食事は朝・昼・夕の1日3食が最善です。**

「朝食3：昼食3：夕食4」が理想です

1日3食の場合、**夕食に比べて朝食の摂取カロリーを大きくすると、メタボリック症候群の人の体重と腹囲は減少していきます。**しかし、忙しい現代日本人の生活では、夕食の比重が高くなることは、ある程度しかたありません。ですから、1日の食事の総摂取量を「10」としたとき、**「朝3・昼3・夕4」**くらいの割合にできれば理想的です。できるだけ夕食を軽くし、朝食をしっかりとる努力をしましょう。

少しでも夕食を低カロリーにし、その分を朝の食事に回す努力を心がけるだけでも生活習慣病の悪循環から抜け出すきっかけになることでしょう。たとえば、夕食のおかずを一品、朝食に回すと、比較的簡単にバランスを変えられます。

ちなみに、「1日5食以上」の食事習慣に関する研究もあります。

２００１年ケンブリッジ大学のタイタンらは食事回数の調査をし、食事回数が多い人ほど飲酒や喫煙の習慣が少なく、摂取カロリーは多いものの、ＬＤＬコレステロールが低く、肥満も少ないことを報告しています。

２０１０年のスウェーデンのホルムバックらも、１日３食未満の食事習慣の人に比べて１日６食以上の食事習慣の人に肥満が少ないことを確認し、その理由として６食以上の食事習慣の人は、**野菜や果物などの繊維性食品の摂取が多く、脂肪摂取が少ない傾向がある**ことをあげています。

しかし、前述の通り時間栄養学の立場から考えると、食事の回数が１日５食以上の場合、１日中だらだらと食事をすることになってしまい、体内時計が狂ってきてしまいます。その結果、たとえコレステロールが低く、肥満も少ないとしても、脳梗塞や心筋梗塞などの合併症は起こしやすくなることが危惧されます。

「食べる量」ではなく、「食べる時間帯」を気にかける。〝プチ断食〟のすすめ

最近、**「時間制限食」（プチ断食）**という時間栄養学の方法が注目されています。

一般に、コーヒーやお茶を飲む時間も含めると、「食事時間帯」は朝から夜まで24時間のうち15時間を超えている人が多いものです。「時間制限食」は、この**「食事時間帯を短くする」**という生活治療です。この方法で肥満や高血糖や脂質異常、高血圧が改善し、健康体に戻るという研究が数多く報告されています。

２０１８年の報告では、食事をする時間帯を朝8時～14時の6時間に制限して（すなわち18時間のプチ断食）効果を調べたところ、インスリンが効きやすくなって糖尿病が改善し、血圧が下がり、脳梗塞や心筋梗塞を引き起こす酸化ストレスも低くなったことを観測しています。

２０２０年、オーストラリア・アデレード大学のレグミ博士とハイルブロン博士も、「時間制限食」のメリットを紹介し、今後どのように医療へ応用していくかを解説しています。

被験者に食事時間帯を10時間～11時間の範囲に制限して（すなわち、13時間～14時間のプチ断食）、16週間過ごしてもらったところ、気力も充実して、体重が3kg以上減り、睡眠の質がよくなりました。

博士らは、36週間経っても減量が維持されることを示し、短期間の「時間制限食」（プチ断食）が肥満や糖尿病の新しい治療法として有望であると提唱しました。

最近の研究では、不眠症、心臓病、がんの治療法、あるいは認知症予防としての有効性まで報告されるようになっています。

プチ断食の成功を左右する「2つのポイント」とは？

プチ断食には2つの重要ポイントがあります。まず、**朝を主体としたプチ断食**がす

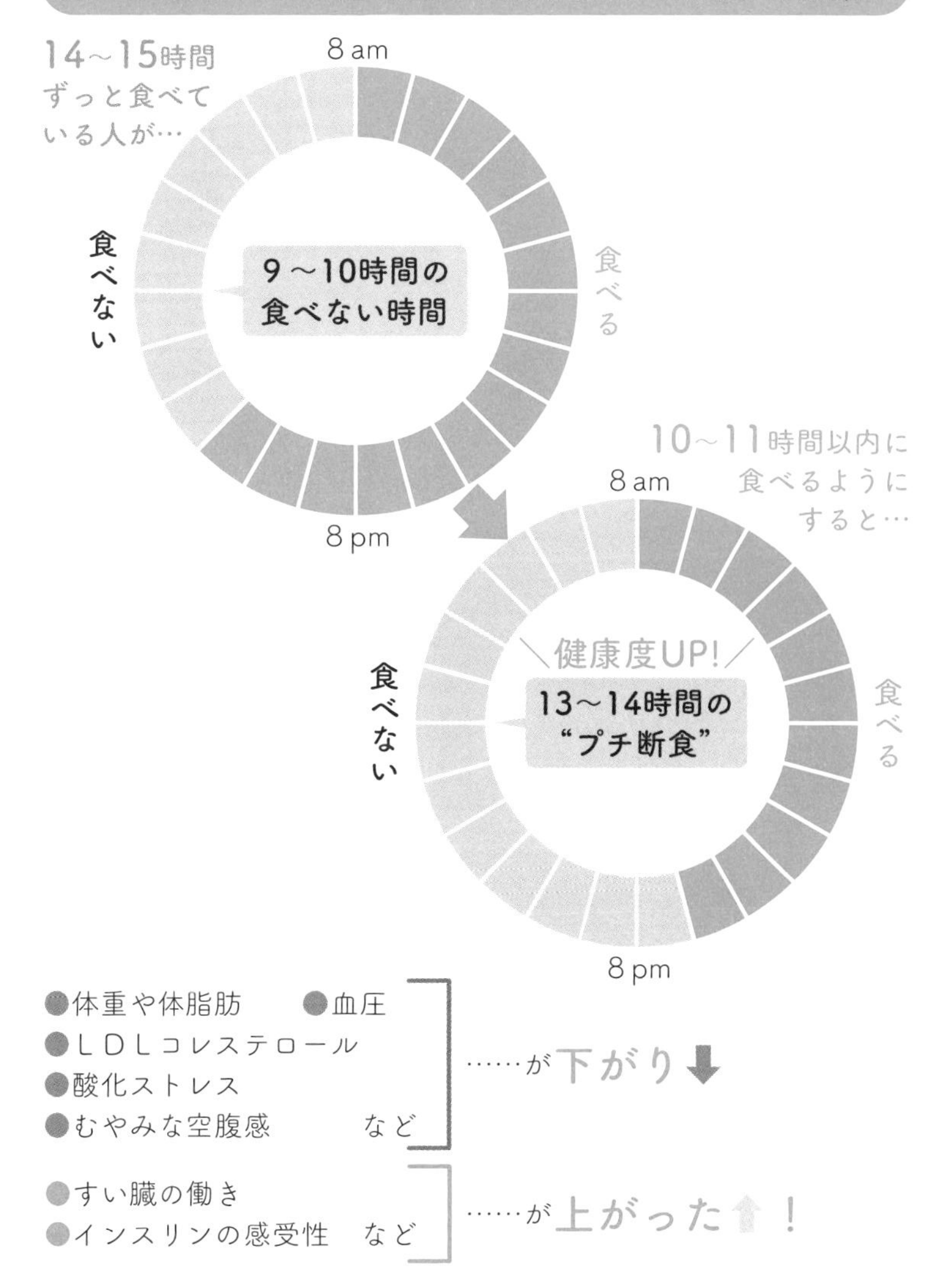
食べる時間を10〜12時間に制限する"プチ断食"の効果！
14〜15時間
ずっと食べて
いる人が…
8 am
食べない
9〜10時間の
食べない時間
食べる
8 pm
10〜11時間以内に
食べるように
すると…
8 am
健康度UP!
食べない
13〜14時間の
"プチ断食"
食べる
8 pm
●体重や体脂肪
●血圧
●LDLコレステロール
●酸化ストレス
●むやみな空腹感 など
……が下がり
●すい臓の働き
●インスリンの感受性 など
……が上がった！

すめられています。すなわち、朝食をとること。とくに、起床後1時間以内の朝食が有効です。前述の「ブレックファスト効果」の効率が高くなるからです。

くれぐれも注意していただきたいのですが、朝食をとらずに、昼食から夜にかけてプチ断食をした場合は、肥満や高血圧の改善効果はみられません。

もう1つのポイントは、**プチ断食の時間を18時間よりも長くしない**ということです。長時間の断食は、オートファジー効果が活発になりすぎて、筋肉が減ってしまったり、脂肪肝になってしまったりなどのリスクが出てきます。

オートファジー（Autophagy）とは、「自分自身（オート）」を「食べる（ファージ）」から来ていて、細胞が自分自身を食べて新しく生まれ変わる仕組みのことです。元々、筋肉や脂肪を適切に分解して細胞の健康を維持していくための仕組みですが、絶食でその働きが活発になりすぎると健康を害することにもなってしまいます。

ぜひ、みなさんも「時間制限食」に挑戦してみてください。

まず、朝食の時間が決まれば「食事時間帯」が決まってきますね。「14時間のプチ断食」を行なうとすると、午前6時30分の朝食なら、食事をしてよい時間は、午後4時30分までということになります。

しかし、これはなかなか実践するのは難しいでしょう。でも、安心してください。プチ断食の効果は、**13〜16時間のプチ断食でほぼ同じ**です。柴田重信先生の研究では、午前8時から午後8時までの12時間のプチ断食でも十分、体重、腹囲、高血圧、LDLコレステロールなどの改善効果が得られることが観察されています。

まずは、「朝に光を十分浴びること」と、「朝を主体とした12時間のプチ断食」が無難な選択肢でしょうか。たとえば、7時に朝食を食べる人なら、夕刻の7時以降は食事をしないということですから、比較的簡単に実行可能です。

そして12時間の断食になれてきて、もっと大きな効果が欲しいと思うなら、さらに14時間のプチ断食に挑戦すればよいわけです。

「朝の柑橘類の香り」は、やせる手伝いをしてくれます

朝の柑橘類（かんきつるい）の香りには、自律神経に作用して体温を上げ、体調を整える働きがあります。

香りの成分「リモネン」が、脂肪組織に分布する交感神経の活動を高めて体を温めてくれます。体が温まることで脂肪の分解が促進され、食欲を抑える効果もありますので、ダイエット食品としても人気があるようです。

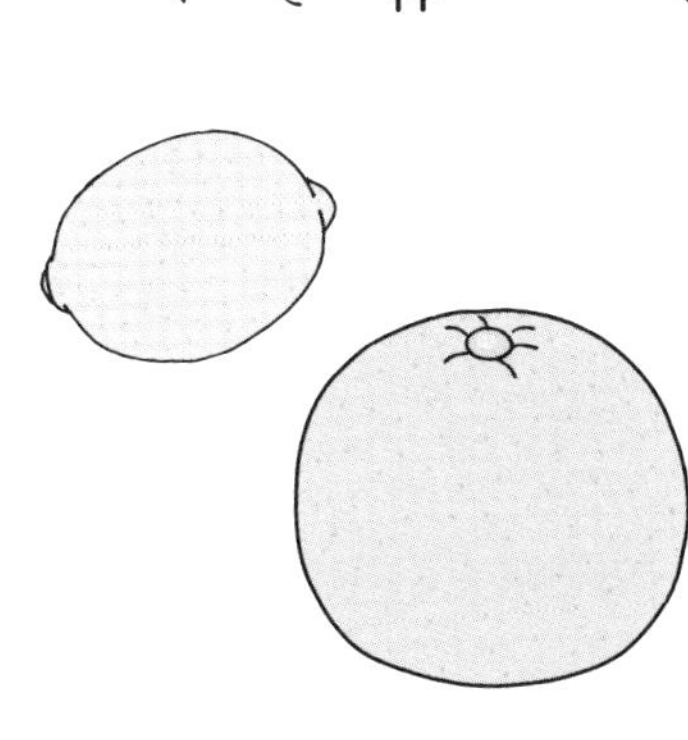

赤ワインの「レスベラトロール」で細胞から肥満を改善

赤ワインに豊富に含まれている「ポリフェノール」の「レスベラトロール」には、**体内時計に働きかけて肥満を改善するという「抗肥満効果」がある**ことが注目されています。

奈良先端科学技術大学院の中畑泰和博士（現・長崎大学）は、一連の研究から、代謝調節と老化制御に関与している、**「サーチュイン遺伝子」**に注目しました。

サーチュインは、細胞中のミトコンドリアの働きを活発にし、エネルギー効率を高めます。**肥満を改善し、動脈硬化の進展を予防し、高血糖、骨粗しょう症などの老化を防ぎます。また、免疫力を活性化して抗がん作用を高めます。**

このようにサーチュインには数多くの優れた作用があります。サーチュインは乱れた生体リズムを整えて体内時計を強化し、24時間リズムを大きく明瞭にするという役割を担っているからです。

サーチュインの働きを高めるには、2つの方法があります。

ひとつ目は、ポリフェノールの一種である「レスベラトロール」を摂取することです。レスベラトロールは、**赤ワインの他にも、赤ぶどうの皮、ピーナッツの皮、イタドリ（多年草植物）に多く含まれています。**

2つ目は、**食事のカロリーを制限すること**です。食事の量を25％ほど減らすと、半年でサーチュインの働きは50％アップします。

スッキリ目覚め、ぐっすり眠るための食べ物

不眠は「肥満」をもたらします。肥満を予防・改善するためにも、質のよい睡眠をとることを心がけましょう。

よく眠るには、**朝、十分な光を浴びて体内時計を整え、朝食に「トリプトファン」という「アミノ酸」が多く含まれた食品をとること**です。

トリプトファンが「セロトニン」になり、セロトニンから夜の眠りのホルモンのメラトニンがつくられて、メラトニンのおかげで自然な眠りがもたらされます。

トリプトファンを多く含む食品は、**豆腐・納豆などの大豆製品や牛乳、チーズやヨーグルトなどの乳製品**が知られています。

もうひとつは、**リラックス効果を導いてくれる食材の補給**です。

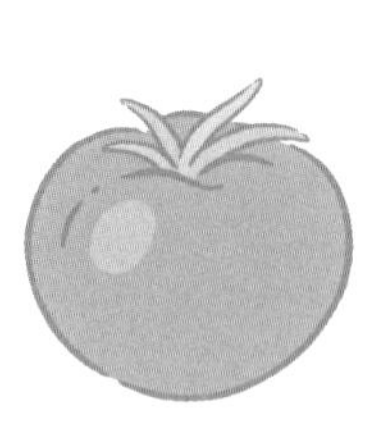

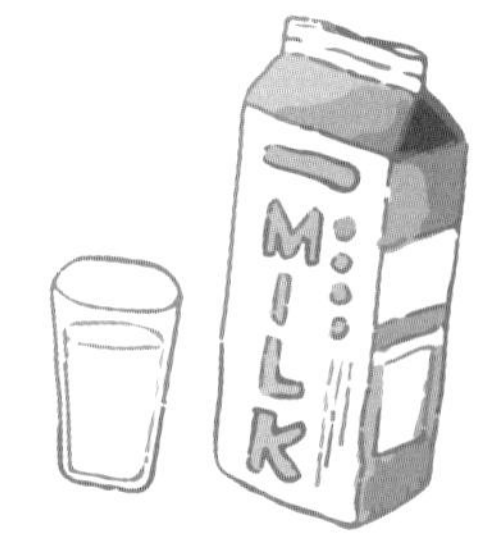

トマトやパプリカ、バナナやメロン、チーズやヨーグルトなどの乳製品には、アミノ酸の一種の「GABA」（ガンマアミノ酪酸）が含まれていて、ストレスの緩和効果や睡眠の質を高めてくれます。

朝食でも夕食時にとっても有効です。

緑茶には「テアニン」という成分が含まれています。

テアニンには幸福ホルモンのドパミンを増やす働きがあります。ストレスを和らげ、抑うつ気分を解消し、副交感神経の働きを高めます。朝食後に限らず、あまり夜遅くなる時間でなければ、夕食後に飲んでも自然な眠りをもたらしてくれます。

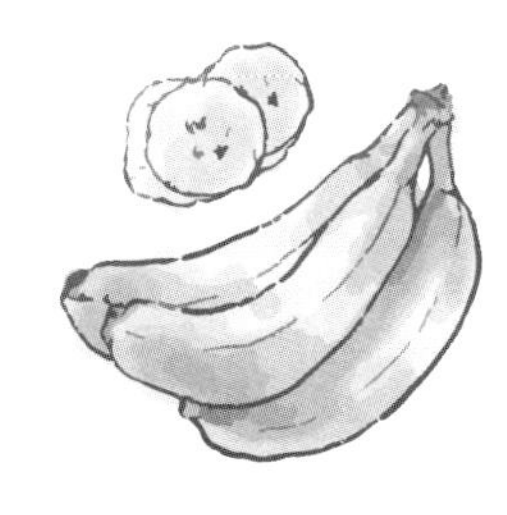

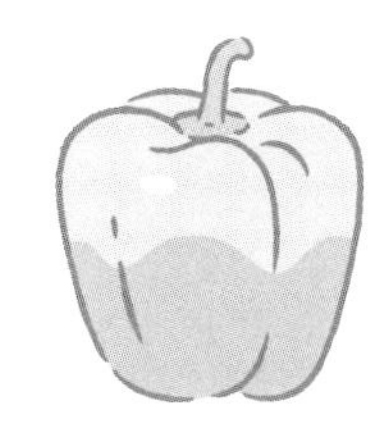

脂肪を効率よく燃やすには、朝より、夕方のウォーキングがおすすめです

内臓脂肪を減らすためには、少し息が切れる程度のウォーキングや自転車などがおすすめです。毎日30分程度を習慣にするといいでしょう。このように、ほどほどの強さの運動のほうが激しい運動よりも好影響を及ぼします。

ところで、ウォーキングやランニングを早朝に行なっている人もいれば、仕事が終わってから、夕方や夜に行なっている人もいるでしょう。

「いつ行なうか？」によって、期待できる効用も少し変わってきます。

内臓脂肪を燃やして肥満を解消するには、朝よりも夕方に行なうほうが有効です。

早稲田大学の柴田重信教授のグループは、60分間の運動を朝にした場合と夕方にした場合のどちらが効率的であったか、運動2時間後の採血検査で比較しました。

運動後には脂肪が分解されて「遊離脂肪酸(ゆうりしぼうさん)」（脂肪組織から放出されて血液に溶け込んだ脂肪分）ができますが、その量は夕方の運動のほうで増えていました。夕方の

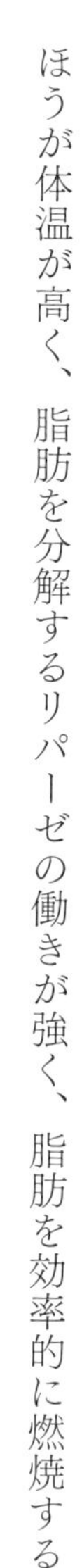
ほうが体温が高く、脂肪を分解するリパーゼの働きが強く、脂肪を効率的に燃焼するためです。

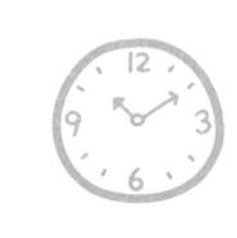

身体能力にも「1日のリズム」がある！

身体能力にも、1日を通じてのリズムがあります。

どのようなタイミングで、いつ運動するのがよいか？

時間治療の視点から、「運動法」についても数多くの研究が報告されています。

たとえば、**筋肉のしなやかさや筋力は、1日の中で16時〜18時が最高**です。

そのためサイクリングのような中等度の競争競技は、朝（8時）よりも夕刻（18時）に好成績が出ます。競技の継続時間も、夕刻のほうが長く続けられます。

骨格筋の筋力にも24時間リズムがあります。短距離全力疾走、ジャンプ、ダンベルやバーベル等の短時間（1分未満）の運動競技は、夕刻の16時〜20時に実施すると好成績が発揮されます。

朝の起床後しばらくは筋肉が硬く、そのまま動いても疲労しやすいため、運動能力を発揮できる時間帯ではないのです。**いちばん運動能力が高まるのは、起きてから約10時間後、つまり夕方から夜にかけてです。**

これまでの研究結果から、「運動能力」は「体温のリズム」と深い関係があると考えられています。体の深部の体温は一般に早朝に最も低く、その後しだいに上昇し、夕方から夜にかけて最も高くなります。体温が上昇するにつれて、筋肉の強さや柔軟性、心肺能力、瞬発力など、運動にかかわるさまざまな能力が向上していくのです。

ただし、あまり遅い時間の運動はおすすめできません。神経の緊張状態が影響して、入眠が妨げられるからです。就寝時刻を考えて、運動のスケジュールを立ててください。

一方、体内時計の調整という意味では、外に出れば、当然日光を浴びることになりますから、朝のほうが有効です。**朝は、運動より「光を浴びる」ことを重視してください。**

カーテンを開けて日光を部屋に入れ、足りないようなら電気をつけます。そうして、ラジオ体操や軽い屈伸運動をするだけで、体内時計の調整には十分です。

規則正しい運動習慣は糖尿病を予防し、体内時計を整えてリズム力をパワーアップしてくれます。時間栄養学と時間運動学の知恵をフル活用して、糖尿病、肥満、高血圧を改善し、心臓や脳を守っていきましょう。

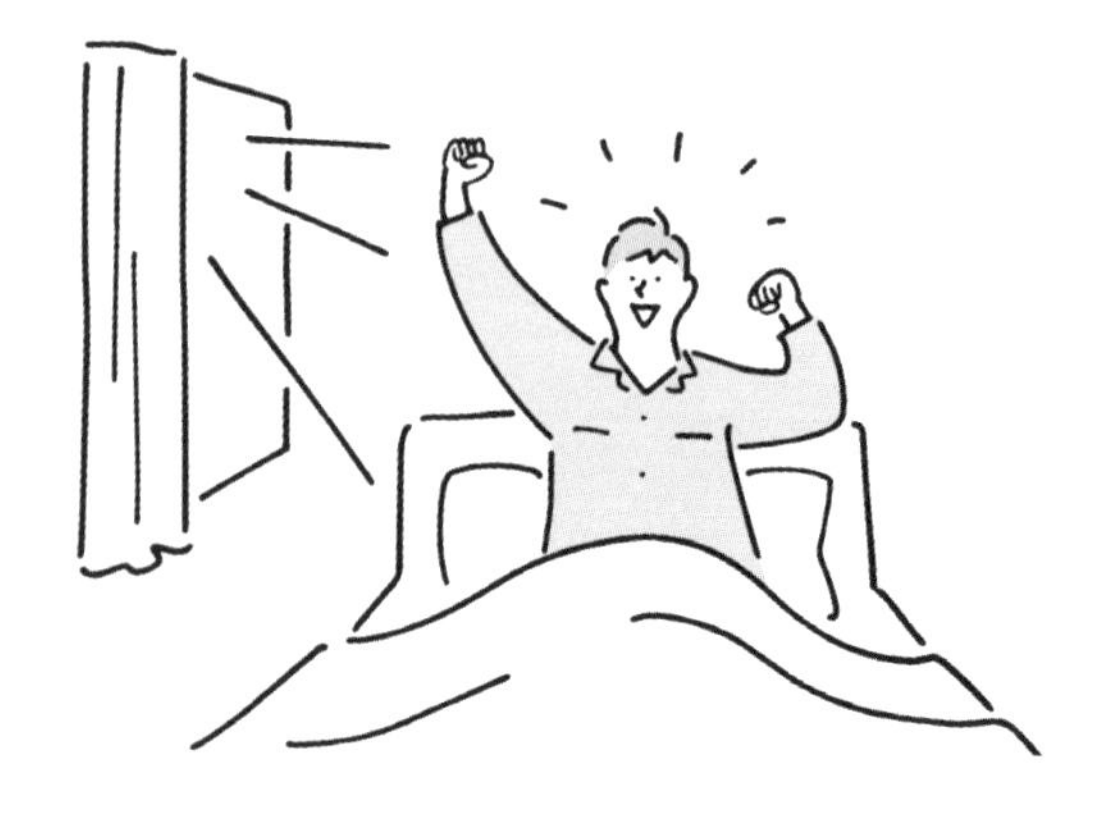

もっと知りたい！「時間栄養学」④

朝に「タンパク質」が欠かせない。その理由とは

朝食にタンパク質をとることの重要性が、最近の研究でより明確になりました。

たとえば、高齢者を対象にした研究では、朝食にタンパク質を多くとっている人は、夕食に多くとっている人よりも、筋肉量が多いことがわかっています。つまり、筋肉を維持し、サルコペニア（加齢などにより筋肉量が減少し、筋力が低下する現象）予防には、朝食にタンパク質をとることが欠かせないのです。


タンパク質を朝にとる意義は、それだけではありません。

タンパク質の基本成分は「アミノ酸」です。とくに、アミノ酸の一種「トリプトファン」は、体内では合成することができない「必須アミノ酸」ですから、食事で摂取するしかありません。トリプトファンは、よい睡眠に欠かせないことは前述した通りです。

「Ｌ‐セリン」というアミノ酸も質のよい眠りを得るのに有効です。大豆などの豆類や豆腐や納豆などの大豆製品に含まれています。朝食にＬ‐セリンが豊富な食事を心がけると、アミノ酸の一種「ＧＡＢＡ」の働きを増強して脳の細胞間の神経伝達をスムーズにし、荒ぶった心の高まりをしずめてくれます。

Ｌ‐セリンは、体内時計にも働きかけて夜型を朝型に変えます。

九州大学と株式会社ファンケルとの共同研究によると、Ｌ‐セリンを摂取すると、光による体内時計のリセット効果が強められ、また、体内時計の針を大きく前進させる働きがあることがわかりました。

メラトニンの分泌リズムにも作用し、眠りの位相を前進（眠りが早い時刻に訪れるように）させて、入眠の効率を高めてくれます。

「ヒスチジン」というアミノ酸には、朝の目覚め感をよくする働きがあります。青魚に多く含まれています。日々の多忙な生活で蓄積した疲労感をとり去り、集中力を向上させ、仕事の効率を上げるなど、体内時計のリセット効果とリズム増強効果をもたらしてくれます。

このように「朝にタンパク質をとる」ことは重要ですが、どの年齢層でも、朝食でのタンパク質の実際の摂取量は、昼食、夕食に比べて少ないというデータがあります。今よりさらに意識して朝食にタンパク質をとるようにしましょう。

part

3

「血糖値」が上がらない食べ方・食べ物、そして運動法

体内時計に異常がある人は、「糖尿病」になりやすい

ここ十数年間の厚生労働省の報告をみると、日本人の「総カロリー摂取量」が低下しています。ところがその一方で、糖尿病は増えています。今では**40歳以上の国民の約3割が糖尿病かその予備軍**です。

糖尿病予防・治療の重要なポイントは、〝食べすぎない＝適切なカロリーを摂取する〟ことであるのに、なぜこのような矛盾した現象が起きるのでしょうか。

それは、不規則な食生活で「体内時計」の働きが乱れてしまい、**血糖を下げるインスリンの効果が弱くなっている**ためです。

マウスからすい臓の子時計にある時計遺伝子を〝ノックアウト〟（遺伝子操作によって実験動物から完全に除去すること）すると、インスリンが出なくなって糖尿病になります。人の場合も、**体内時計の時計遺伝子に異常がある人は、糖尿病になりやすい**ことがわかっています。体内時計の働きが弱くなるとすい臓の子時計のリズムも乱れてしまい、糖尿病になってしまうというわけです。

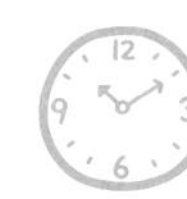

明け方に急に血糖値が上がる「暁現象」に注意！

軽症の糖尿病では、明け方の4〜6時頃だけ急に血糖値が高くなるという奇妙な現象が現われます。**「暁現象」**と呼ばれています。

インスリンの効果にはよく効く時間帯と、あまり効かない時間帯とが、24時間周期で変動しています。元々朝の4〜6時頃はインスリンが効きにくい時間帯です。そして、睡眠中に分泌される「成長ホルモン」には血糖を上昇させる作用があります。通常はインスリンが作用して血糖値に大きな影響が出ることはありません。しかし、糖尿病の初期の方、また、体内時計の働きが弱くなっている人は、インスリンが不足して食事や運動に関係なく急に血糖が10〜20㎎／dℓ以上も上昇してしまいます。これが血糖の「暁現象」です。

生体リズムが乱れると、不眠に陥りやすくなります。不眠症の方を「連続血糖測定装置」で観察すると、夜間の血糖値が高くなっています。交感神経が活性化して、インスリンの効果を悪くする「コルチゾール」が増大するなど、不眠に関連するホルモンが血糖を上げてしまうからです。

また、不眠になると、食欲を高めるホルモン「グレリン」が上昇するとともに、食欲を抑えるホルモン「レプチン」が低下し、太りやすくなります。また、寝不足がもとで日中の活動量が低下し、運動不足につながることもあります。

眠りのホルモンのメラトニンに遺伝子異常がある人では、糖尿病になるリスクが6倍にもなることがわかっています。

糖尿病の原因というと、食生活の乱れや肥満、運動不足などを思い浮かべる方も多いかもしれませんが、「睡眠不足」も一因となりうるのです。糖尿病を効率よく予防し、改善するには、規則正しい食事習慣と、規則正しくよく眠ることです。

「隠れ糖尿病」「血糖値スパイク」に要注意

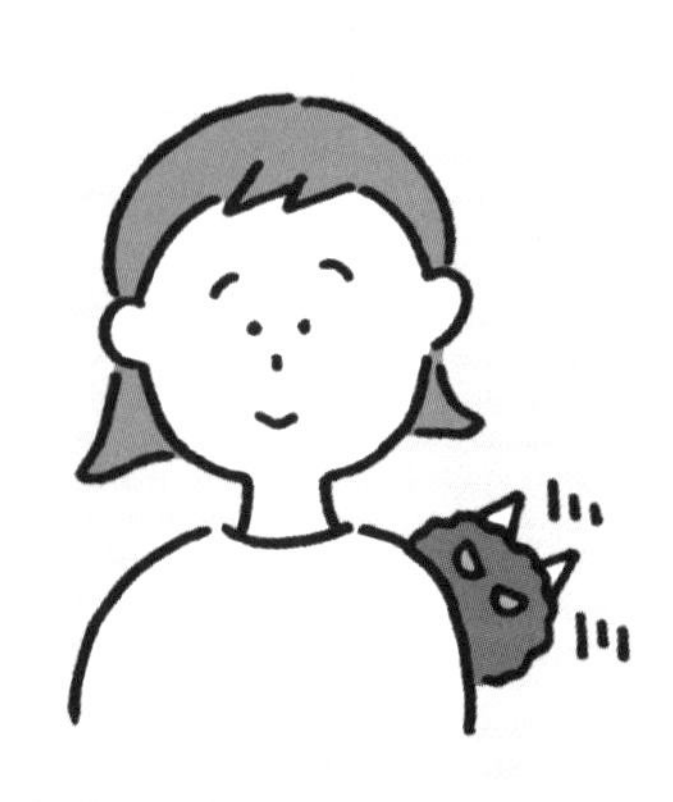

連続血糖測定装置で検査してみると、健康診断で「血糖値は正常で糖尿病ではない」と診断されていた人でも、**「隠れ糖尿病」**であったという人は少なくありません。

なかでも**「血糖値スパイク」**が注目されています。

食後に血糖値が急上昇し、短時間で急降下を起こす現象のことです。

動悸（どうき）、冷や汗、めまい感、脱力感、眠気、頭痛、集中力の低下など、いろいろな症状が出てきます。高血糖を改善するために分泌されるインスリン等がひきおこす症状です。**血糖値スパイクは脳梗塞や心筋梗塞、がんや認知症のリスクを増大させますので、食事習慣で予防することが大切です。**

血糖値スパイクは、食事のスピードが速い人に多くみられます。忙しくて食事の時間がない人が、炭水化物の多い食べ物を急いで食べると血糖値スパイクが現われます。

よく噛んでゆっくり食べることを心がけましょう。

朝食をしっかり食べると、血糖値が下がる2つの理由

朝、昼、夜と3食同じ食事内容で、それぞれ食後の血糖値を測ってみると、朝食後の血糖値が最も低く、夕食後の血糖値が最も高いことがわかりました。

それには、2つの理由があります。まず1つ目は、「インスリンの効果に差」があるからです。食事とともに分泌されるインスリンの効果は、体内時計によってコントロールされていて、**血糖を調整する働きは朝食後が最大**です。朝食後に上昇した血糖値は緩やかに下がっていきます。夕食後はその効果が弱く、血糖は高くなってしまうのです。また、朝食後のインスリンは効力が大きいだけではなく、**効果の「持続時間」も長い**のが特徴です。昼食後や夕食後の血糖の上昇までも低く抑えてくれるのです。朝食は絶対に欠かせません。

2つ目は、エネルギーの使い方に差があるからです。朝食にともなう熱産生（DIT：消化に内臓が活動することによって消費するエネルギー）が、夕食に比べて2倍も大きいために、朝食後の血糖値は低くなります。

朝に糖の吸収がさかんであるのなら、朝食を高カロリーにした場合と、夕食を高カロリーにした場合で、1日当たりの血糖値の推移はどのように違ってくるのでしょう。

イスラエルのヤクボヴィッツ教授は、1日1500kcalの食事を、

①朝食700kcal／昼食600kcal／夕食200kcal

②朝食200kcal／昼食600kcal／夕食700kcal

とで比較してみました。

予期したとおり、**朝食を高カロリーにすることで、2型糖尿病（主に生活習慣の乱れから、すい臓のインスリンの分泌が低下し、血糖値が高い状態が続く）患者の1日全体の高血糖を減少させることができました**（左図）。

朝食を高カロリーにして夕食を低カロリーにすると、高血糖や糖尿病、肥満が改善されていくのです。

朝食を高カロリーにすると 1日当たりの血糖値が低下

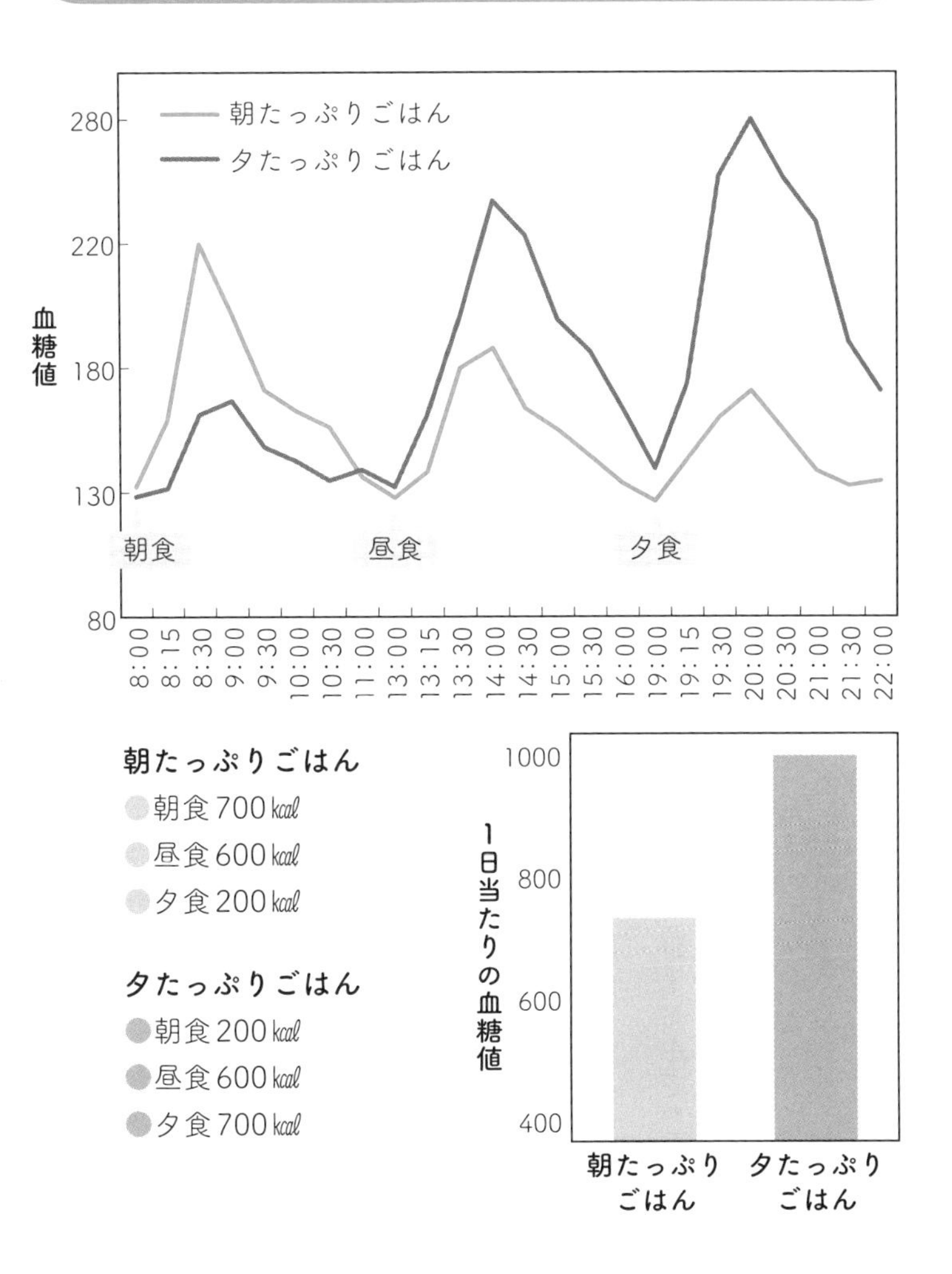

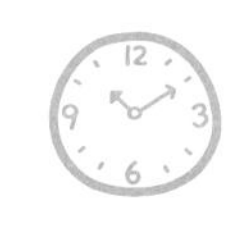

「1日おきのカロリー制限」で効率よくすい臓を休ませる

ちなみに、1日の食事のエネルギーを、

①連日75％に制限する場合と、

②1日交替のカロリー制限をする場合（1日目は25％、2日目は125％）

でメタボ対策の効果を比較した研究があります。

どちらの方法も減量効果とコレステロール低下効果に差はみられませんでしたが、**1日交替でカロリー制限をするほうが、糖尿病の予防効果は強力**でした。

カロリー制限を1日交替にすることで、すい臓を少しでも長く、休ませることができたためだろうと推測されています。

朝食の時間が遅くなればなるほど、血糖値は上がっていく

最適な朝食の時刻は午前7時～8時です。起床時刻に最適なのは午前6時～7時で、起きてから1時間以内の朝食がおすすめだからです。

この時刻に規則正しく朝食をとる習慣ができれば、体内時計の針が上手にリセットされ、血糖値が低くなり高血糖、糖尿病も改善されていくでしょう。

反対に、朝食の時刻が遅くなればなるほど、朝食前の血糖値は上昇してしまいます。朝の5時前後から血糖を上げるホルモンの「コルチゾール」や「カテコラミン」が増え始めるからです。やむを得ない事情があるときでも、起床後遅くとも2時間以内には朝食をとるようにしてください。

「朝食抜き」は〝遺伝子レベル〟で影響があります

エルサレムのヘブライ大学のフロイ教授らは、2015年、朝食が糖尿病にどう影響するのかを調べました。

その結果、糖尿病患者が朝食を抜くと、**その日のインスリン分泌量が低下してしまって、1日当たりの血糖値はかえって上昇**してしまいました。「遊離脂肪酸」や「中性脂肪」も高くなり、その上昇は一日中持続してしまいました。

朝食をとらないだけでこれほどに悪影響が出てしまうとは予想外の事態です。

高血糖、糖尿病の予防・治療の第一歩は、毎朝、朝食を規則正しくとることです。

その2年後の2017年、フロイ教授らは朝食を抜いたときに、昼食後と夕食後の血糖値がなぜそれほどまで高くなるのか、時計遺伝子の振る舞いを調べました（次ページ図）。糖尿病の人が朝食をとらないと、時計遺伝子の振る舞いに大きな異常が現われることを観察しています。

朝食を抜くと時計遺伝子の発現量が低下し、生体リズムが乱れる

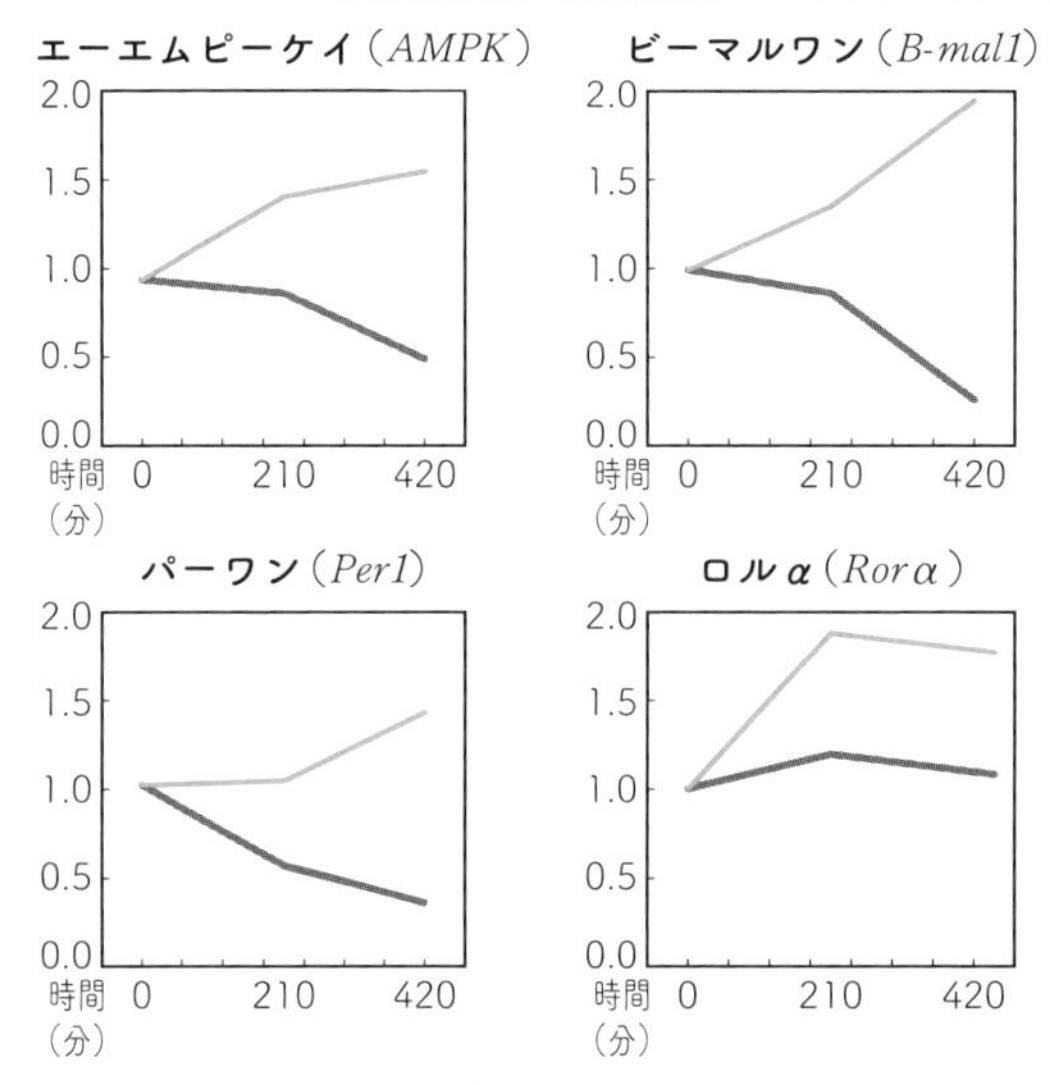

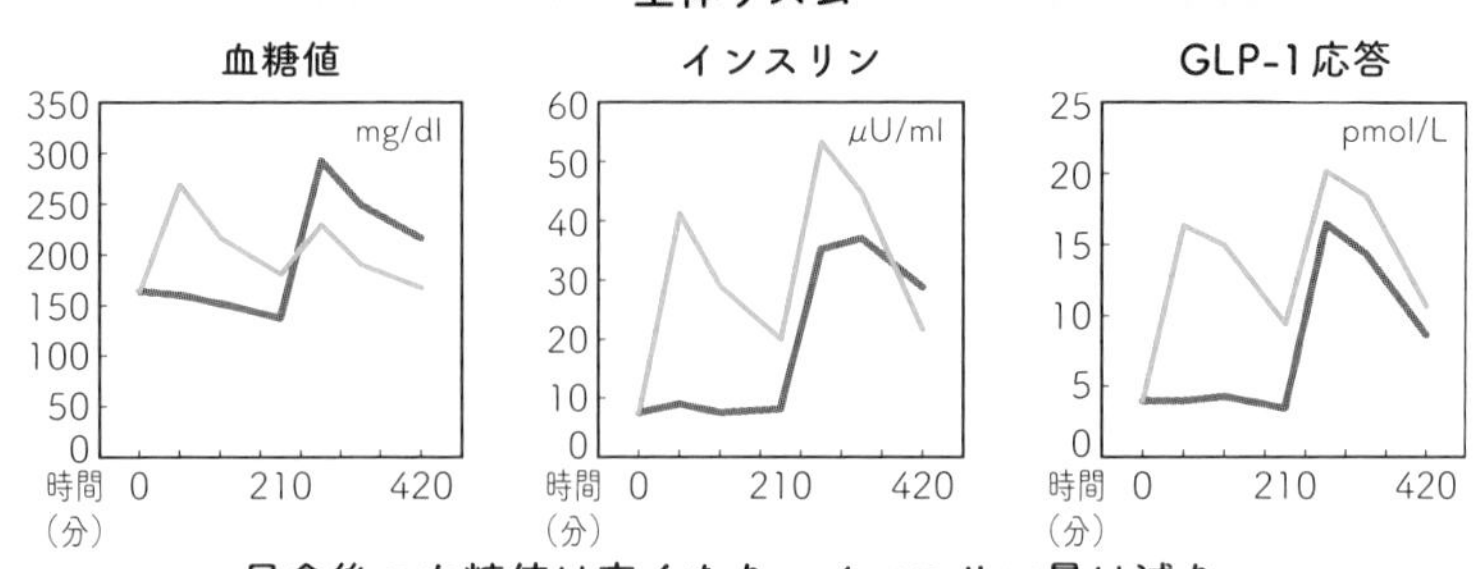

昼食後の血糖値は高くなり、インスリン量は減り、
GLP-1（グルカゴン様ペプチド-1）の応答も小さくなる

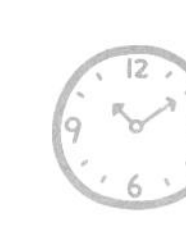

「朝、食欲がわかない」のは体内時計が正常な証拠？

さらに、40歳以上の10万人の日本人を対象にした、国立がん研究センター等の2016年の調査では、朝食をとらないのが当たり前の人は、15年のうちに心臓病や脳卒中になる頻度が、毎日朝食をとる人に比べて18％以上も高いそうです。脳出血ではそのリスクは36％でした。

朝食を毎日食べるだけで、5人に1人の割合で心臓病や脳卒中を回避できることになります。

ここでは、朝食を欠かさず、美味しく食べる工夫を考えてみましょう。

私たちのからだは、夜の眠っている時間帯に食欲を抑えるホルモンの「レプチン」が脂肪細胞から出て、その影響が朝まで持続します。

「レプチン」の働きが低下してしまうと食べすぎになり、糖尿病や高血圧をひきおこします。レプチンは食べるのをやめさせるホルモンですから、実は**朝、食欲がわかないのは、体内時計が正しく働いている**ことの裏づけなのです。

さらに、睡眠中は翌日に十分な活動ができるように、全身の筋肉にエネルギーをため込んでいます。このエネルギーをため込もうというからだの働きも朝まで持続していますので、食欲がわかないのはますます当たり前ともいえるわけです。

そんな状態のなかで朝食を美味しく食べるためには、**「脳と筋肉の働きのリズムをリセットすること」**が必要です。

起床したらまず、深呼吸をして数分間のこころのリフレッシュ(マインドフルネスといいます)。続いて、軽いストレッチや簡単な体操で軽く筋肉を刺激。天気がよければ屋外に出て、明るい日差しを浴びながら、10分ほどの散歩をする。

こんなふうに十数分間の工夫で、夜型のからだを朝型に切り替えられれば、食欲もわいてくるはずです。

ちなみに、忙しい仕事に追われて、昼食を軽くすませてしまう人をよく見かけますが、この習慣は糖尿病を引き起こしかねないので改めることです。昼食をとらないで夕食まで仕事をすると、夕食後の血糖値が大きく跳ね上がって高値になり、**夕食時に「血糖値スパイク」を起こしやすくなります。**

急上昇した血糖値を下げるためにインスリンがたくさん出て、こんどは血糖値が急降下。急いで低血糖を抑えるホルモンを出す等々と、「血糖値スパイク」は、すい臓に大きな負担をかけることになってしまいます。**理想の昼食時間は、朝食をとってから5時間後です。**朝7時の朝食なら12時〜13時がよいと思います。それが午後3時を過ぎるほど遅い昼食になった場合には、インスリンの分泌量が減ってきますので血糖を十分に下げることができず高血糖になってしまいます。

「ごはん＋魚の脂＋野菜」血糖値を下げるおすすめの朝食

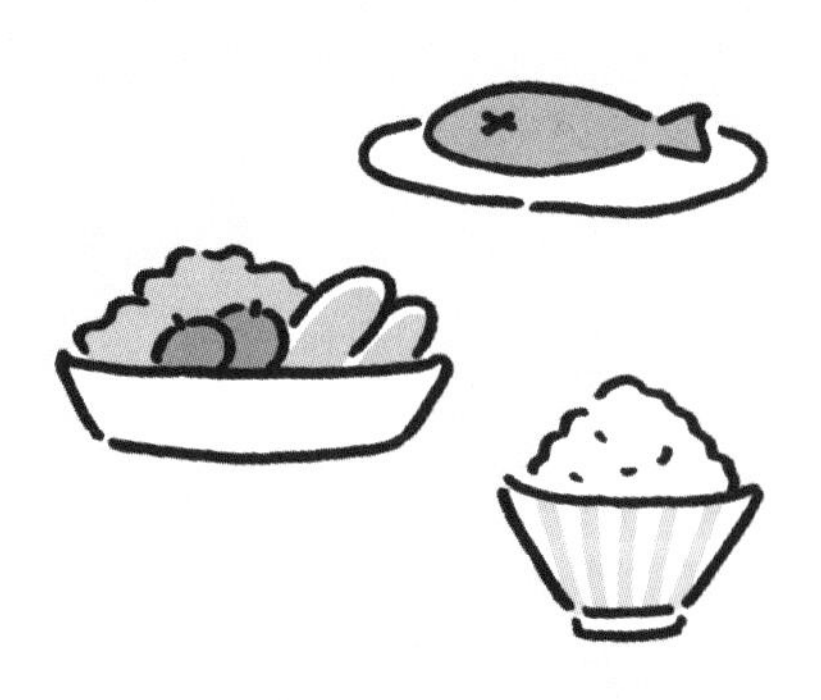

これまで述べてきたように、朝食でインスリンの分泌を促すには糖質の摂取は欠かせません。

さらに、「青魚の脂」（ＥＰＡ／ＤＨＡ）には、「グルカゴン様ペプチド－１」（ＧＬＰ－１）という、インスリンの分泌を促す作用があるホルモンを出す働きがあります。この働きは肉やバターなどの脂にはありません。朝食でサケやイワシ、サンマやサバを食することが糖尿病の治療にもなっているわけです。ツナやサバの缶詰もおすすめです。

ただ青魚の脂とは別に、タンパク質にも血糖値を下げる働きがあります。タンパク質にはインスリンと同じ効果を示す「インスリン様成長因子－１」（ＩＧＦ－１）の分泌を促す働きがあるからです。

インスリンやＩＧＦ－１には、血糖値を下げるだけではなく体内時計を整える働きが備わっています。体内時計の針をリセットしてその日の深い眠りを導いてくれます。

朝食では、不足しがちな「タンパク質」の豊富な食材を上手に取り入れることが重要です。納豆や卵料理、鶏肉、かまぼこや竹輪を利用しましょう。

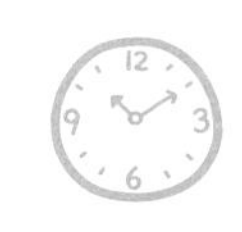

水溶性食物繊維「イヌリン」は朝とるのが効果的

朝食にゴボウや菊芋(きくいも)を食べると、豊富に含まれているイヌリンの働きで、朝食後の血糖値上昇が抑えられます。「イヌリン」は、水溶性食物繊維の一種です。日本では古くから甘味料や添加物として様々な食品にも使用されてきました。イヌリンは多糖類ですが、消化・分解されないまま大腸まで届き、腸内細菌叢(そう)によってはじめて代謝されます。

イヌリンを多く含むゴボウや菊芋、タマネギ、にんにくなどは、夕方にとるよりも朝食でとるほうが効果的です。**朝食のときに食べると夕食よりも「短鎖脂肪酸」の産生量が多い**からです。大腸まで到達した食物繊維は、善玉菌などの腸内細菌によって発酵分解され、「短鎖脂肪酸」が産生されます。その働きで腸の運動をさかんにして便通がよくなります。

産生された短鎖脂肪酸がすい臓に働きかけて、インスリンの分泌を多くすることで血糖値も効率的に下がります。

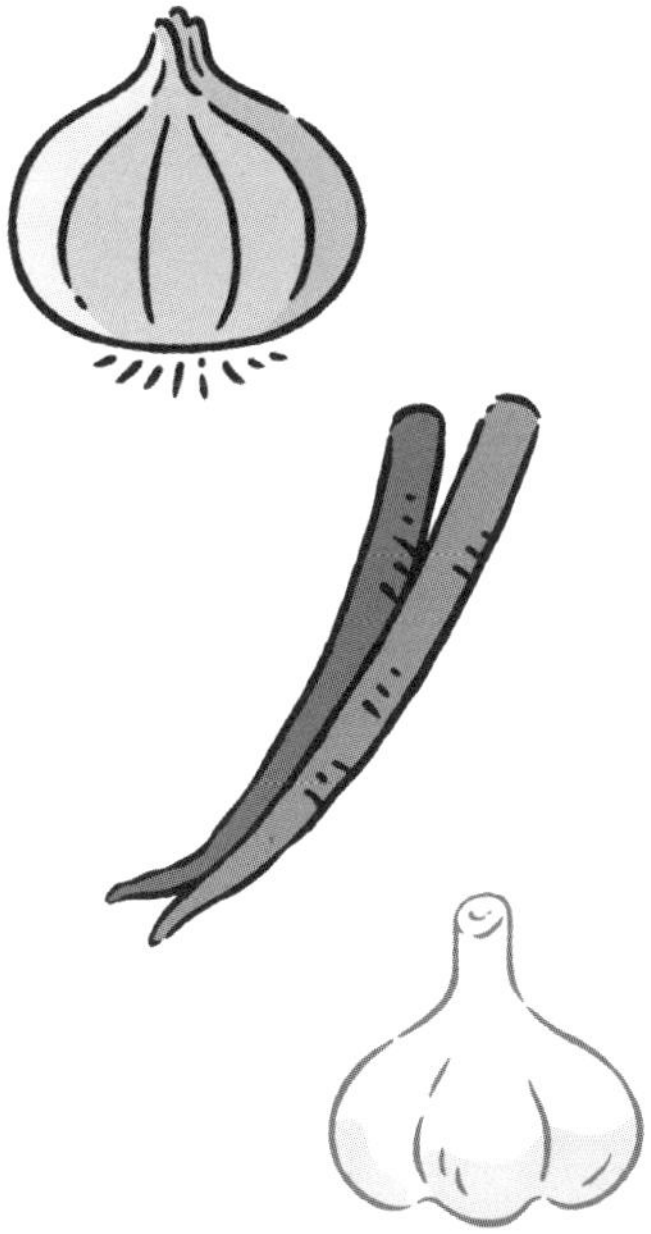

朝にこれをとると、
昼が〝チャンスタイム〟に
変わります

「セカンドミール効果」とは、カナダのトロント大学のジェンキンス博士が１９８２年に提唱した概念です。

ジェンキンス博士は、**１日のうちの最初にとる食事（ファーストミール）で食物繊維を多くとると、食後の高血糖が抑えられるだけでなく、その数時間後にとる食事（セカンドミール）でも血糖の上昇を抑えられる**効果があることを観察し、「セカンドミール効果」と呼びました。

実は、朝食（すなわちファーストミール）のときに食物繊維を多めにとっておけば、セカンドミール効果（すなわち、血糖値の増加を抑える効果）は、昼食（セカンドミール）時だけではなく夕食（サードミール）時にも観察されます。

十分なセカンドミール効果を得るために、朝食のときに意識して食物繊維を多めにとっておくことが重要です。

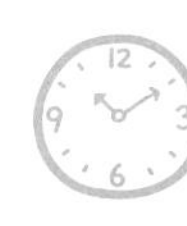

不思議な「セカンドミール効果」。その仕組みは？

セカンドミール効果が得られる理由は2つあります。

ひとつは、食物繊維の粘物質が他の食べ物と絡み合い、胃や小腸の中を移動するスピードが遅くなって糖の吸収速度が穏やかになるからです。

もうひとつは、「腸内フローラ」が食物繊維を「短鎖脂肪酸」に消化し、腸内環境を整えてくれるからです。腸内フローラでつくられた短鎖脂肪酸は、「グルカゴン様ペプチド－1」（GLP－1）という消化管ホルモンを分泌し、昼食後に血糖が上がる前に先回りしてインスリンを分泌させ、昼食後の血糖上昇を抑えます。

実は、セカンドミール効果を利用すれば、**翌日の朝食後の高血糖を抑えることも可能**のようです。

ファーストミールの食物繊維が、次の食事の糖質吸収も抑えてくれる！

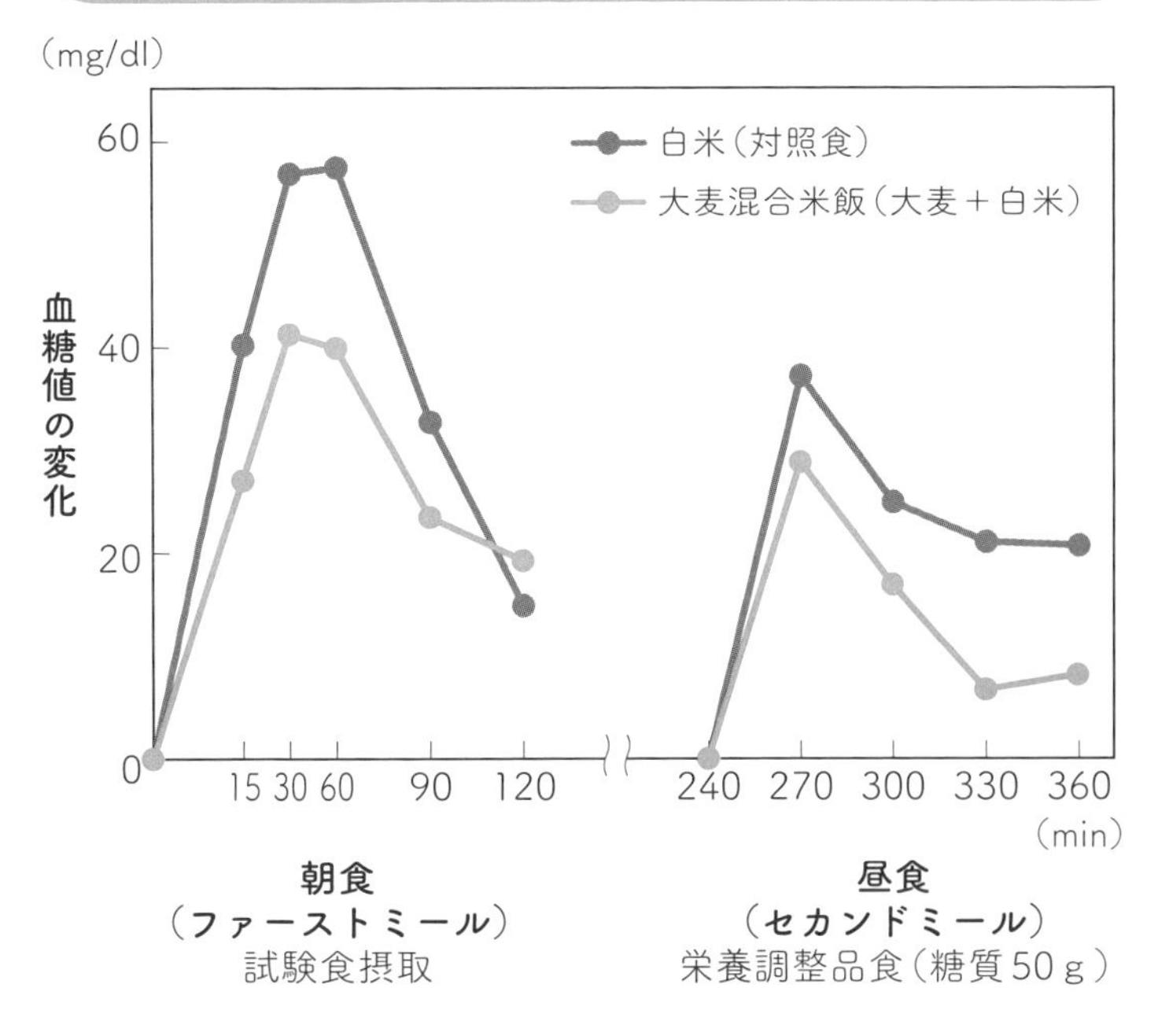

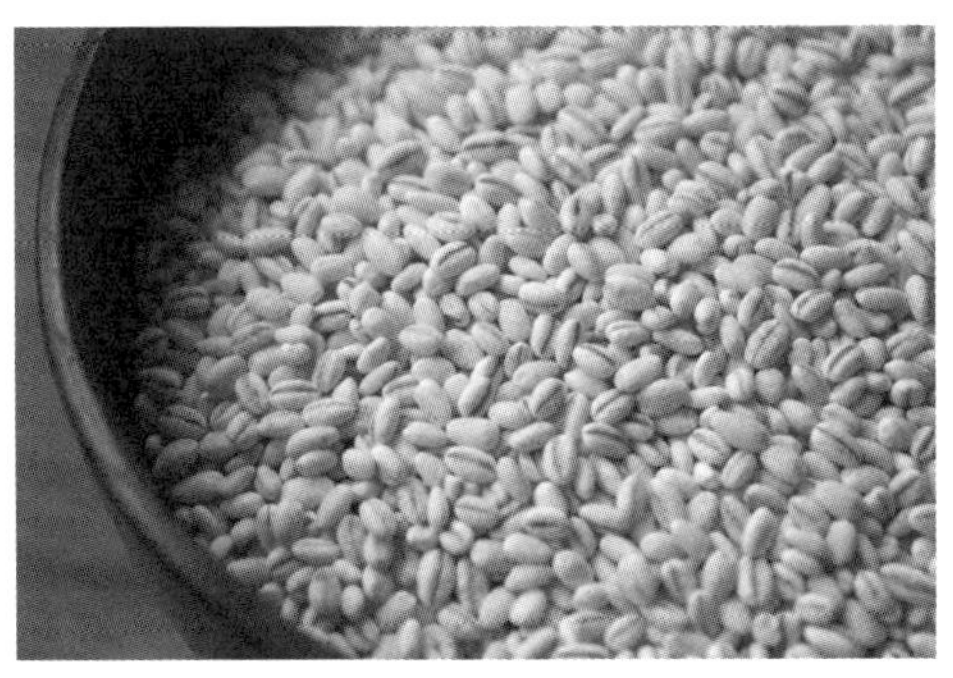

大麦やもち麦、押し麦などを白米に足して炊けば食物繊維が大幅にupする！

1988年、ジェンキンス博士らは夕食に十分量の低GI食品（血糖値を上げにくい食品。150ページ）をとっておくと、翌日の朝食後の血糖値も抑えられることを報告しています。

罪悪感なし！　賢いおやつのとり方

2023年、柴田重信教授らは、**間食のセカンドミール効果を利用すれば、夕食後の血糖値上昇を抑えられる**ことを発見しています。

12時の昼食と19時の夕食の間、15時か17時におやつを食べると、夕食後の血糖値の上昇が効果的に抑えられました。

どれくらいのおやつをいつとるのが健康によいのか、間食を上手にとる工夫は、期待の持てる食事法です。

ナッツ類は低ＧＩ食品ですので小腹がすいたときのおやつに取り入れるといいでしょう。

ちなみに、宇宙飛行士が国際宇宙ステーションに滞在するときの食事は、朝食、昼食、夕食とスナックの3・5食だそうです。食事のリズムとして、1日3・5食に設定されているのが興味深いですね。

時間栄養学の知恵を利用すれば、いっそう理にかなった食事法になることでしょう。

夕食が遅くなってしまう人は、「分食」がおすすめです

夕食の時間が遅くなればなるほど、血糖値は高くなっていきます。夜が遅くなるほどインスリンの効きが悪くなって高血糖になりやすいからです。

さらに、午後8時以降の夕食の場合は、血糖値が高くなるとともに胃酸が増えて「逆流性食道炎」を引き起こしやすくなります。また、10時以降に夕食をとると、時計遺伝子ビーマルワンの働きで脂肪を蓄えやすくなり、太りやすくなります。そして遅い時間の飲酒は、体内時計の乱れの原因になります。親時計と子時計との間の時差ボケを誘引し、メラトニンのリズムにも影響して睡眠の質を落としてしまいます。

仕事の都合などで夕食が遅くなる人は、「分食（ぶんしょく）」がおすすめです。

糖質などの「主食」だけ早めの時間に食べておき、帰宅してから副菜の魚や肉を食べるという食べ方です。**主食の糖質を遅い時間に食べると、体内時計の針を遅れさせてしまい「夜型化」しやすい**からです。

そして前述の通り、昼食や間食をとっておくことも夕食後の高血糖を防ぐために有効な食事法です。

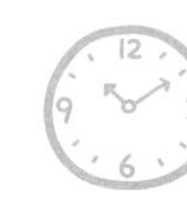
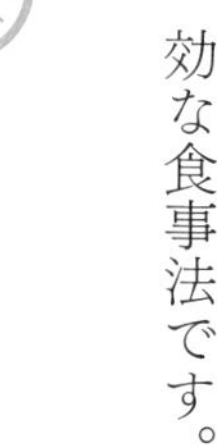

夕食後の「日本茶」は血糖値スパイクに効果アリ

緑茶の成分の「カテキン」には、血糖を下げる効果があります。カテキンは「ポリフェノール」の一種です。

ポリフェノールは、植物が光合成によって生成する「抗酸化物質」のことです。糖質の吸収を和らげて血糖値を上げにくくする作用があります。

この効果は朝食後よりも、夕食後のお茶で顕著に現われます。高濃度のカテキンが含まれている高カテキン茶は、夕食後の「血糖値スパイク」の予防に有効です。

とはいえ、お茶にはカフェインも含まれています。睡眠への影響を考えて夕食後のお茶は、カフェインが少なめなものを選びましょう。

夕食が遅くなりがちな人は、夕食を2回に分ける

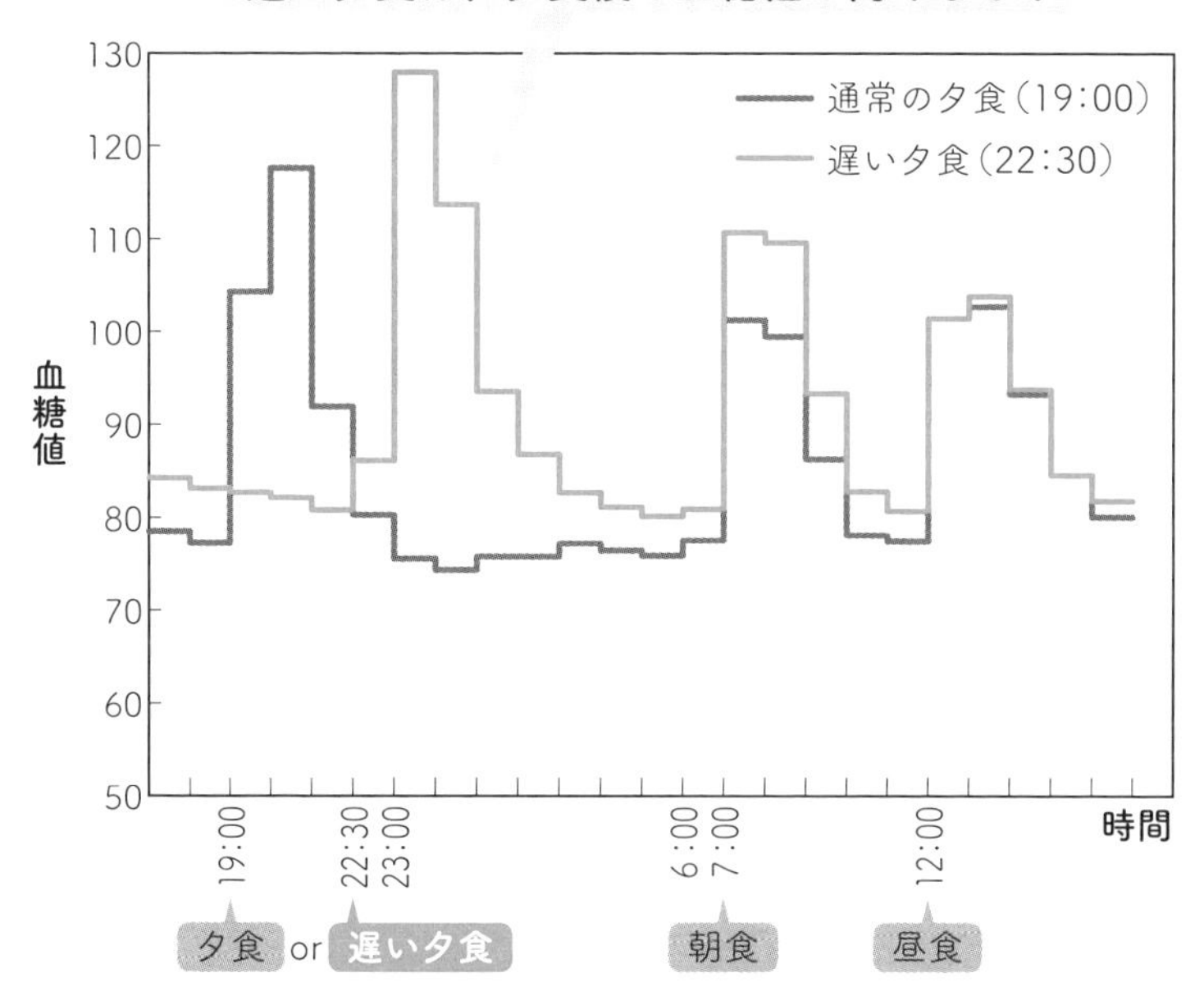

夜遅くなりそうなら、「分食」にして、

早めの夕食1
おにぎりなど炭水化物

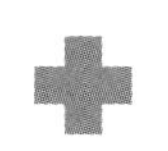

遅めの夕食2
おかずやサラダなどの食物繊維

に分けましょう！

効率がいいのは「インスリンの働きが落ちる夕方」の運動

食後高くなった血糖はインスリンの働きで、細胞にとりこまれてエネルギーとして燃やされます。糖を筋肉の細胞に移し始めるのが食後1時間くらいからですので、このタイミングで運動するのが効果的です。血液循環がよくなってインスリンの効果が高くなり、筋肉細胞への移送の効率が上がって速やかに血糖値を下げていきます。

他方、血糖を下げるための運動時刻は、夕方の4時～7時頃が効果的です。

これまで述べてきたように、インスリンの働きは朝にくらべて夕方は弱くなっていきます。インスリンの効力が低くなる夕方の運動は、高血糖を抑える手助けになって、糖尿病を効果的に予防することができます。

軽めの運動を2時間、週に3回くらいの頻度で夕方4時頃から行なうと、夕食後の血糖上昇が緩やかになり、血糖を調節するインスリンやインクレチンが上昇して、朝9時の運動よりも効果があることが報告されています。

しかし、夜遅い時間の運動は体内時計の針を遅らせてしまい夜型になってしまいます。夜型人間は太りやすく糖尿病になりやすいので、夜遅い時間の運動はおすすめできません。

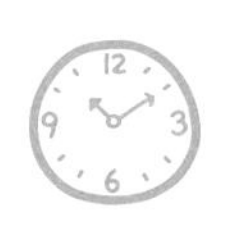

「1型、2型糖尿病」どちらにも効く運動は?

2型糖尿病の場合、1日に何回運動するのが効果的なのかを調べた研究があります。1日3回よりも、**1日1回の運動(45分間のエルゴメーター:自転車型のリハビリ機器)のほうが、血糖値を下げる効果が大**でした。

それでは、1日のうちいつが効果的なのでしょう。

研究では、朝と夕の運動が比較されました。その結果、朝(8時~10時)の運動よりも、午後(3時~6時)の運動のほうが、血糖を下げる効果が大きいことが確認されています。

インスリンをつくるすい臓の細胞が壊れていてインスリンが出ない「1型糖尿病」の患者でも、夕方の運動の方が運動後にみられる遅発性低血糖のリスクが少なく安全で、翌日の血糖調節も改善されます。

2型糖尿病も1型糖尿病も、夕方に週3回1時間を目途に、たとえば「15分歩いて5分休む」を4回繰り返すといった、軽めの運動が適しているようです。

もっと知りたい！「時間栄養学」⑤

「高ＧＩ食品」と「低ＧＩ食品」

テレビや雑誌などで最近よく目にする「ＧＩ」（グリセミック・インデックス）とは、「食品に含まれる50ｇ相当の糖質が、小腸で消化され吸収されていくときの速度を表す指標」です。

食物を食べた後に血糖の推移を図示し、血糖上昇曲線の面積を、基準食品（糖質50ｇ相当の水溶液、ごはん、あるいは白パン）のそれと比較して算出します。

ＧＩが高い食品とは、小腸での吸収速度が速く、食後に高血糖になりやすい食品ということです。ＧＩが70以上だと「高ＧＩ食品」、55以下だと「低ＧＩ食品」と呼ばれます。

高ＧＩ食品ばかりをとっているとすい臓が疲弊し、２型糖尿病を発症しやすくなります。糖尿病のコントロールには低ＧＩ食品の摂取が効果的です。

２０１８年、英国のオジョ博士らは低ＧＩ食品の摂取でヘモグロビンＡ１ｃ（ＨｂＡ１ｃ／ヘモグロビンエーワンシー／赤血球の中に存在するタンパク質「ヘモグロビン」に関する指標で血糖値の状況を表わす）が25％も低くなることを報告しています。

低GI食品の代表はソバ、リンゴ、葉野菜などです。餅、せんべい、イモ類などは高GI食品ですが、水溶性食物繊維が豊富な海藻やキノコ等と一緒に食べると、糖を包み込んで吸収しにくくしてくれますのでGI値を下げることができます。

料理によってもGIは変えられます。ジャガイモは高GIの食品であるものの、ゆでる等調理法を工夫することで低GI食に下げることができます。

運動でGI値を変えることはできません。ある研究で、高GI食品と低GI食品の朝食をとってからの血糖値とインスリン値の推移を計測。5日間の食後30分間の運動では、ともに食後の血糖値を改善することはできませんでした。

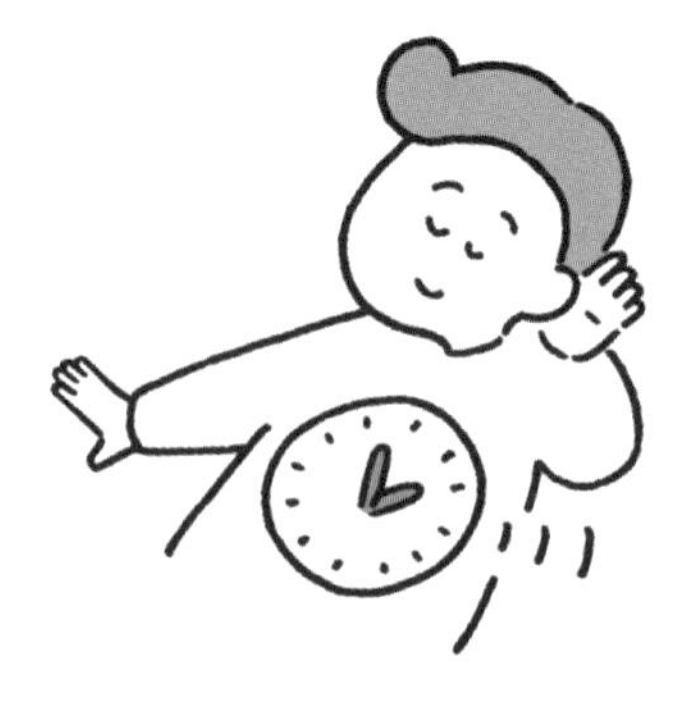

part

4

みるみる「血圧」が下がる食べ方・食べ物、そして運動法

高血圧治療にも「時間」の視点が必要です

高血圧を放置すれば、40～50代といった年齢で重篤な心臓病や脳卒中（脳の血管が切れたり詰まったりする病気）などの合併症を引き起こし、死に至ることもあります。

高血圧の治療や予防は、社会的にも重要度が高いといえるでしょう。

近年、優れた「降圧薬」（血圧を下げる薬）が相次いで開発されており、高血圧の合併症による死亡率を低下させることが可能になりました。

血圧は基本的に昼に高く、夜に低くなります。夜間（就寝中）の血圧は、昼間の血圧に比べ、10～20％低下するのが普通です。

異常な血圧変動のパターンとして、早朝に急激な血圧上昇を示す**「血圧モーニングサージ」**があります。

血圧は覚醒・起床とともに上昇しますが、この上昇が大きすぎることが問題です。

特に、「心臓肥大」や「冠動脈硬化」（心臓の周りを取り囲む血管が硬くもろくなった状態）といった障害がある場合、朝の血圧上昇が大きすぎると、心臓に負荷がかかり、突然死の引き金にもなると考えられています。

このように、血圧は時間をはじめ実にさまざまな要因によって変動しますので、**「血圧をいつ測ったのか？」「何が血圧を変化させているのか？」といった時間医学的な視点を抜きに、「１４０／90㎜Hgを超えたら高血圧」などと一律に診断することには無理がある**といえます。

「測るたびに違う血圧」にはこんな理由があった

血圧は、「呼吸」の影響を受けて4秒ごとに、さらに「血管収縮のリズム」に応じて10秒ごとに変化しています。**そのため、血圧は測るたびに違います。**

声を出してしゃべると血圧は、10㎜Hgほど高くなります。ですから血圧測定のとき、しゃべっていてはいけません。大声であればあるほど血圧の上昇度は大きく、講演のように人前で声を出すときは20〜40㎜Hgも高くなります。

喫煙で血圧は10㎜Hg上がりますが、起床後の一服では、血圧は30〜50㎜Hgも高くなります。コーヒーを飲むと血圧は10㎜Hgくらい上がりますが、その影響は2時間も持続します。

酒は〝百薬の長〟といわれますが、過度の飲酒は著しい頻脈（ひんみゃく）をもたらし、70くらいの脈拍が140くらいにまで速くなります。頻脈とともに血圧が下がり始め、たとえば140㎜Hgくらいあった血圧が、70〜80㎜Hgくらいにまで下がってしまいます。この血圧低下は心臓病や脳梗塞の引き金になりますから要注意です。深酒の翌日の午前中も油断できません。低くなった血圧の揺り戻しが来て、高血圧になるからです。180㎜Hgくらいまで上がることも少なくありません。

このように、血圧は動揺しやすいのが常です。

男性は仕事のストレス、女性は悲しみで血圧が上がる⁉

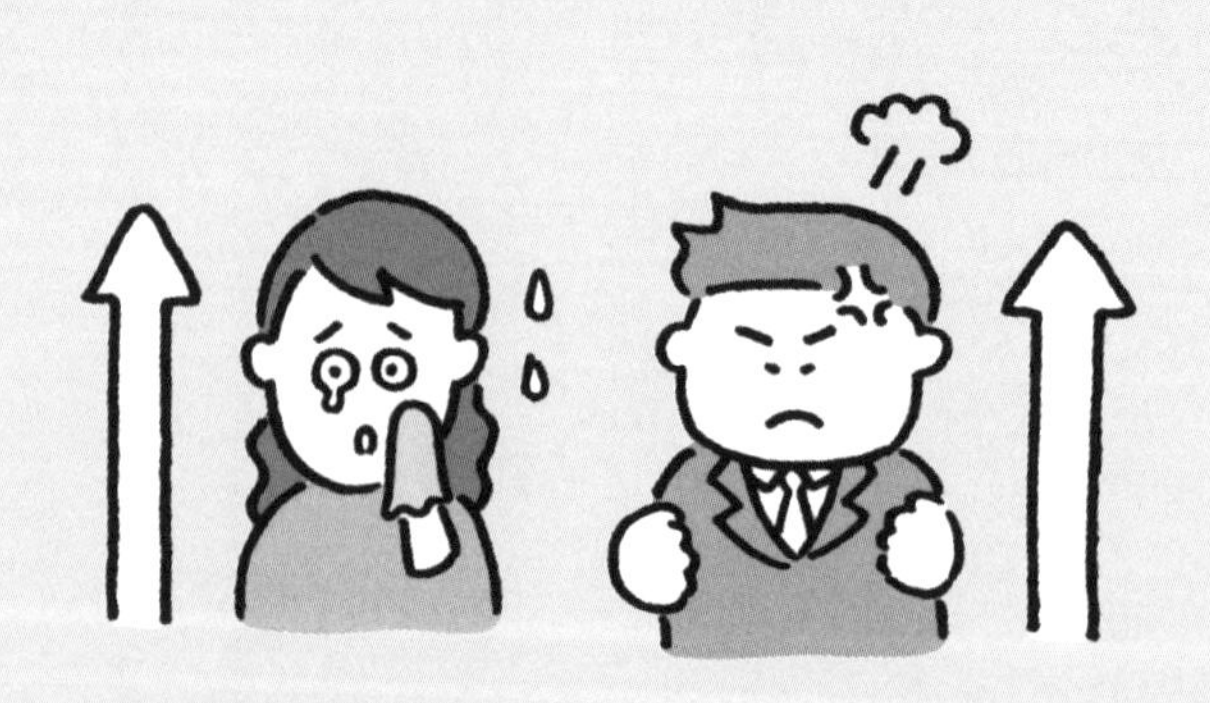

高血圧の治療には、もちろん食事に気をつけることは必須ですが、**メンタルを安定させ、喜怒哀楽などの心の動きを少なくするための工夫も重要**です。

喜びの感情は血圧を下げ、悲しみ、不安、怒りは血圧を上げます。

あくまで一般的にですが、怒りにともなう血圧上昇は女性よりも男性で大きく、不安にともなう血圧上昇は男性よりも女性で明瞭です。職場でのストレスによる血圧上昇は、男性の場合は顕著にみられますが、女性にはさほど現われません。

では、女性の血圧を大きく上げる要因は何でしょうか。女性は育児のストレスや家庭内の不和、家事のやり繰りにおける苦労などであることがわかっています。

このように、どのような種類のストレスや感情が血圧上昇に大きな影響を及ぼすかには男女差があります。悲しいことを思い浮かべたとき、悲しみに反応する大脳辺縁系がどのように反応するかを調べたところ、女性は男性の約8倍の広さの領域で応答していました。女性の脳は仕事のストレスには強くても、悲しみには敏感なのです。

「仮面高血圧」「血圧リズムの異常」——自宅でチェックするコツ

高血圧の傾向がある人、高血圧と診断されている人は、**自分の血圧が1日の中でどんなリズムで変動しているのかを把握する**ことが大切です。

家庭用血圧計を用いて、規則正しく血圧を測り、ご自身の血圧変動パターンを把握してください。

「家庭血圧」は、正しく測ることが重要です。

朝、起床後すぐと、夜、床に就く前の1日2回の測定が必要です。

座った姿勢で測ります。利き腕と反対側にマンシェットを巻き、こころ静かに1〜2分待ちます。しゃべってもいけません。しずかにして血圧が落ち着くのを待って、利き腕の指で血圧計のボタンを押します。測定は1回で十分です。上の血圧、下の血圧とともに、必ず脈拍数まで記録しましょう。家庭での血圧は135／85㎜Hgを超えていなければ正常です。脈拍は70を超えないことが理想です。

このようにして2週間、朝と夜の家庭血圧を記録します。

それぞれ朝と夜の、あなたの血圧と脈拍が測定できました。それらの平均があなたの家庭血圧です（朝と夜、別々に平均をとる）。朝も夜も、正常でしたか？

たとえ病院の血圧が、140／90㎜Hgよりも下で、かかりつけ医に正常ですよと言われても、もし、朝の家庭血圧だけ135／85㎜Hgを超えていたら、あなたは「早朝高血圧」です。病院では診断ができないので「仮面高血圧」とも呼ばれています。

朝の家庭血圧が夜より15㎜Hg以上も高かったら、それは「血圧リズムの異常」です。血圧や血圧リズムの異常に気づいたら、かかりつけの医師に相談しましょう。

「起き抜けの１杯の水」が血管を守る

心筋梗塞（心臓の血管が詰まる病気）や脳梗塞（脳の血管が詰まる病気）は、朝の起床後からの数時間に最も多いことが知られています。

高血圧や糖尿病、脂質異常症（血中の脂肪量が異常に多い状態）など、血管の病気が起こるリスクを抱えている人が、朝の薬を飲み忘れてはいけない理由がここにあります。

では、なぜ朝方にこうした重篤な病気が多発するのでしょうか。

朝は、休息と活動の切り替えの時間帯です。体の仕組みは一気に「休息モード」から「活動モード」に切り替わります。そのときに問題が生じるのです。

活動開始にともない、脈拍や血圧が上がります。心臓や脳といった重要な臓器を働かせるために、多くのエネルギーと酸素を必要とするからです。ところが不都合なことに、朝は血液が流れにくく、固まりやすい状態になっています。

夜、寝ている間に汗をかいて水分が失われているため、血液が粘っこくなっています。

心臓や脳といった各臓器で酸素やエネルギーの需要がふえるのに、供給はしにくい。たとえるならば、**各地から「酸素と栄養を早く届けて！」という注文が殺到しているのに、道路が渋滞している**、という状態です。

さらに悪いことが重なります。朝には、固まった血を溶かす働きをしている「ｔ－ＰＡ」（血管内皮細胞から産生される）という物質の働きが落ちていて、血液がいったん固まると溶けにくい時間帯となっているのです。

血圧がボンと上がり、血中にできた血液の塊を押し流し、心臓の血管に詰まると心筋梗塞、脳の血管で起こると脳梗塞になります。

朝を健やかに迎え、１日を元気に過ごすためにぜひ実行していただきたいのが朝起きてすぐ、コップ１杯の水を飲むことです。

健康法として水を飲むことが一般的になっていますが、大事なのは「いつ飲むか」です。

血液の粘度が上がり、固まりやすく、詰まりやすくなっているのが朝です。朝の起き抜けの水は、健康増進のために大切なコツのひとつです。

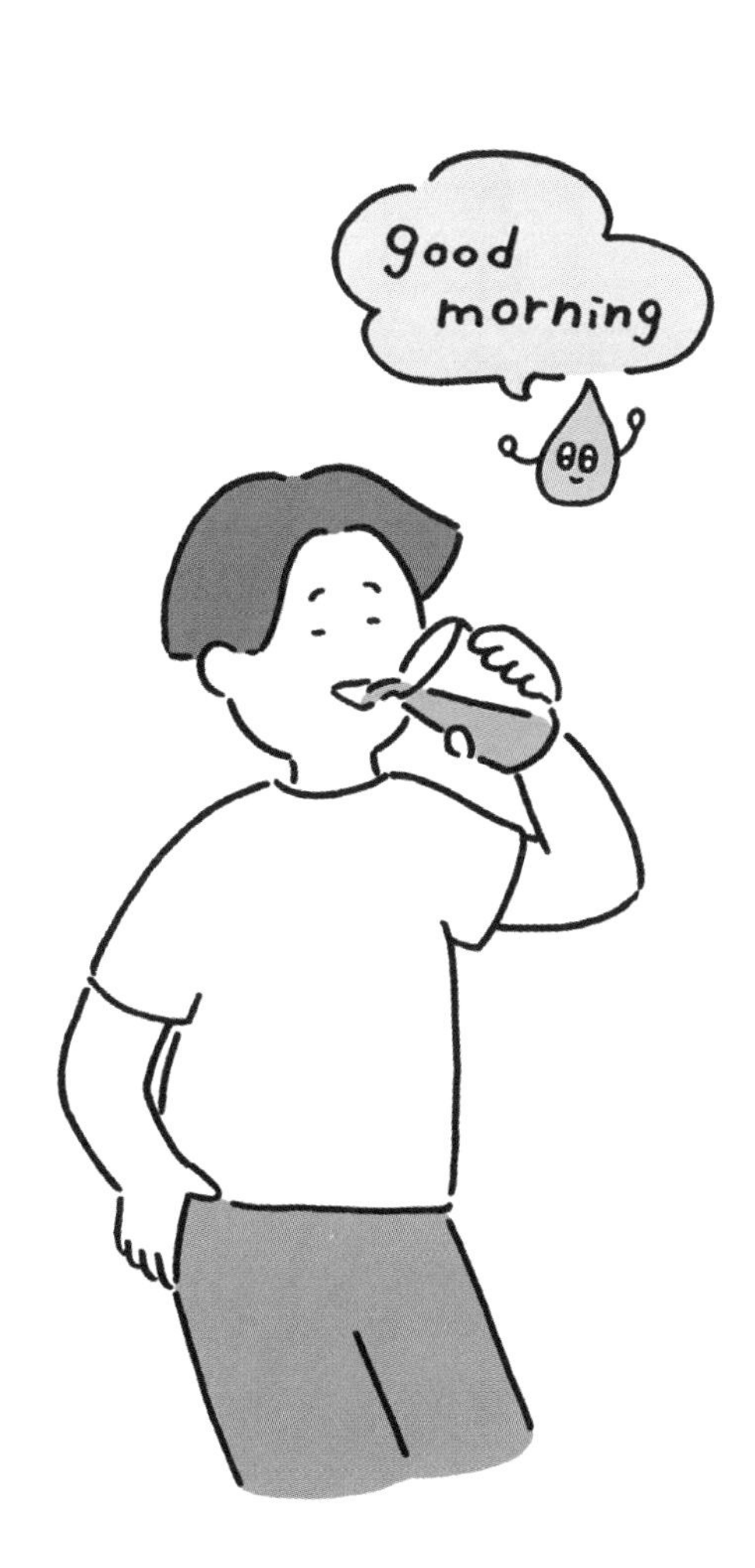

「ラクトトリペプチド」は朝とるとさらに効きます

食品由来の血圧を下げる成分、**「血圧降下ペプチド」**が注目されています。ペプチドはアミノ酸が2～数十個つながったものです。発酵・熟成または酵素処理の過程でタンパク質が分解されてつくられます。

血圧は血圧調節ホルモンの「アンジオテンシン変換酵素」（以下、ACE）の働きで維持されています。血圧を正常に維持するには、そのACEの働きを**適度に阻害しておくこと**が必要です。

食品由来の「血圧降下ペプチド」は、ACEの働きを適度に阻害することで血圧を下げますので、**ACE阻害ペプチド**とも呼ばれます。

ACE阻害ペプチドには、**乳製品由来のラクトトリペプチド、イワシ由来のイワシ（サーデン）ペプチド、ゴマ由来のゴマペプチド、大豆由来の大豆ペプチド**があります。

ラクトトリペプチドには2種類の乳製品由来トリペプチドがあります（VPP、I

ＰＰ）。

高血圧の人にこの2種類のラクトトリペプチドを含む発酵乳やペプチドを4週間以上投与すると、上の血圧が3㎜Hg、下の血圧が1・5㎜Hg程度低くなります。

横浜市立大学の栃久保修教授らは、その効果を24時間血圧で観察し、ラクトトリペプチドは**「夜の眠っているときの血圧も下げること」**。そして、**「減塩食の生活治療での降圧効果を大きくすること」**を確認しています。

ラクトトリペプチドは、欧米人よりも日本人の高血圧に有効で、特定保健用食品に指定されています。有効な理由はよくわかっていません。

ＡＣＥ（アンジオテンシン）は朝に多く分泌されるホルモンですから、ラクトトリペプチドを含む食品は朝食時にとることがおすすめです。

イワシ（サーデン）ペプチドは3週間で効果！

EPAやDHAは青魚に多く含まれる「オメガ3脂肪酸」で、血管を開いて血流をよくするうえに、血液をサラサラにする効果もあります。動脈硬化の進行を予防する食品成分です。

青魚のイワシにはその他、血圧を下げる作用があります。イワシ由来のイワシ（サーデン）ペプチドも、ラクトトリペプチドと同様のACE阻害ペプチドです。

九州大学名誉教授の川崎晃一博士らは、高血圧の人にイワシペプチドを含む飲料を3週間飲んでもらいました。その結果、血圧ホルモンの「アンジオテンシンII」が減り、上の血圧と下の血圧をそれぞれ10mmHgと5mmHgも低くすることができました。イワシペプチドも特定保健用食品に指定されています。副作用は全くありませんでした。

アンジオテンシンは朝に多く分泌されるホルモンですから、イワシペプチドも時間栄養学の視点からは朝食時にとることをおすすめします。

「朝ごはんにゴマ」でコレステロールと血圧を下げる！

ゴマに含まれる「セサミン」を朝食のご飯と一緒にとると、コレステロールが下がることが知られています。

このコレステロールへの効果とは別に、ゴマ（セサミン）ペプチドはＡＣＥ阻害ペプチドですので、血圧が高めになった人の血圧を下げてくれます。セサミンペプチド含有の飲料水が特定保健用食品に指定されています。

今、注目の「血圧降下ペプチド」は、こうして血圧の上昇を抑える！

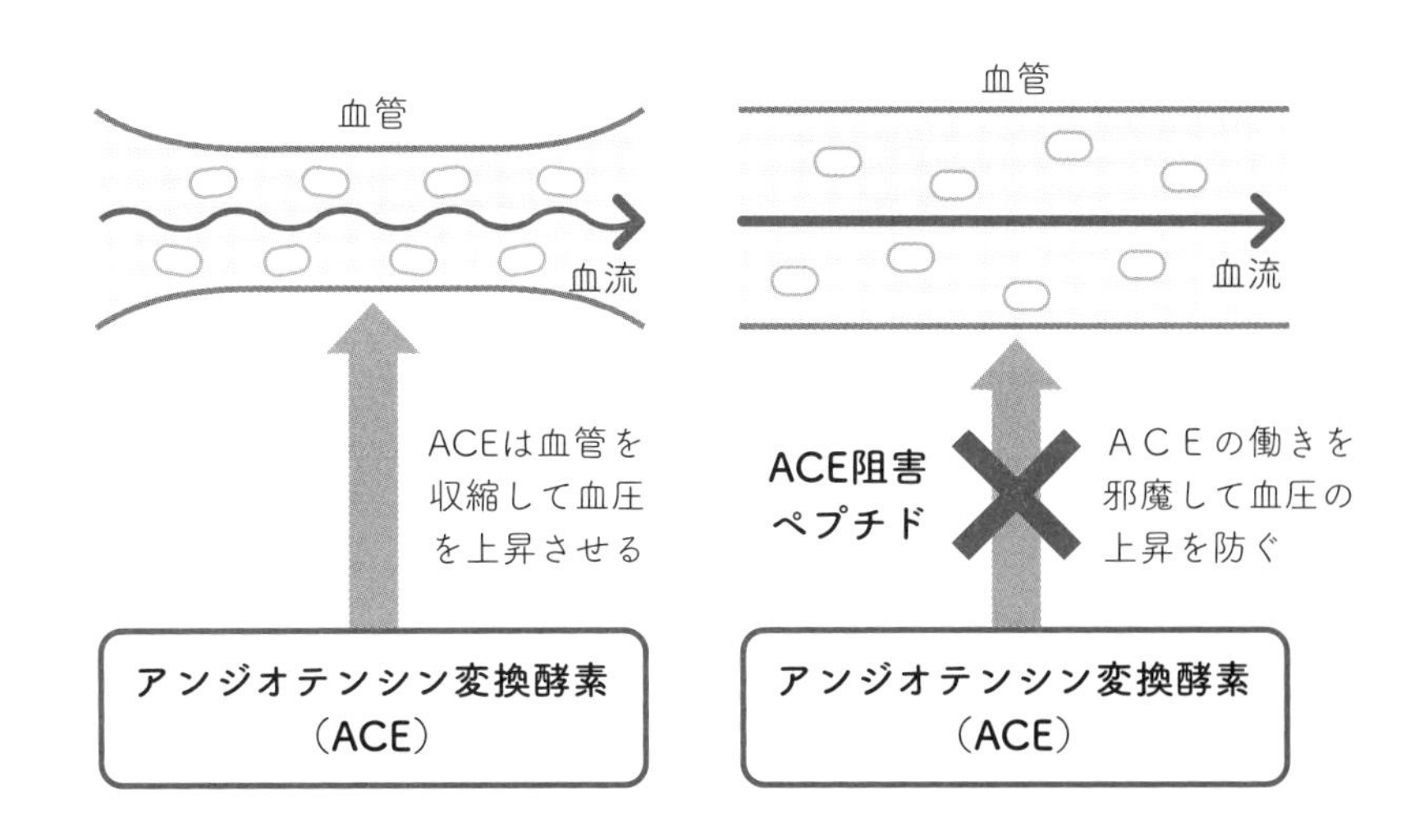

ACE阻害ペプチドには……

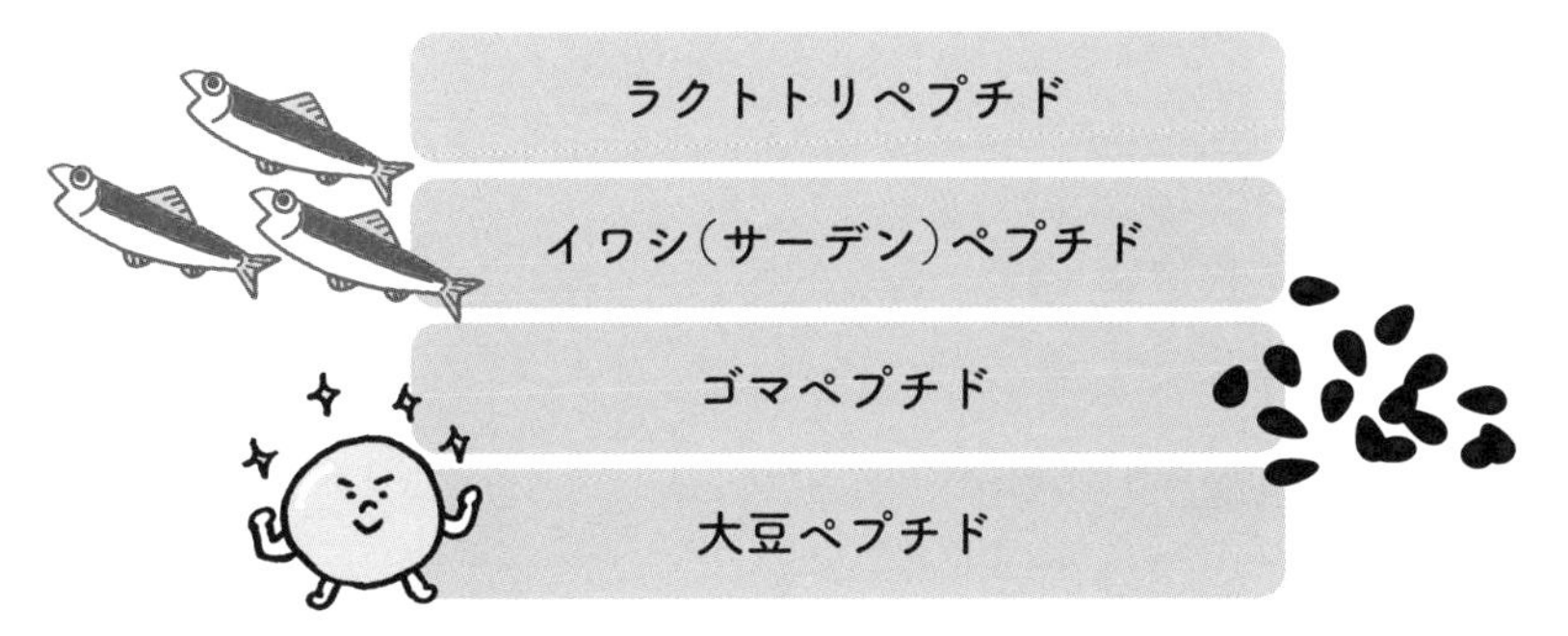

などがある。最近はこれらの成分を含有した特定保健用食品や機能性表示食品などが数多く販売されている

血圧が気になる人は「塩分」は夕食で。その理由は？

体内時計の働きで、味覚にも24時間リズムがあります。

味覚は18時〜19時に最も敏感になりますので、夕食は19時ごろにとるのが最適です。夕食を美味しく食べられるからです。

味覚には甘味・うま味・酸味・苦味・塩味の5つの味があります。

実は、5味のうち「塩味」の感じ方だけは特別です。

塩味は朝が一番敏感で、昼から夜にかけて鈍感になっていきます。

そのため昼食や夕食では、味つけのしっかりした食事がほしくなります。

なかでも外食の機会が多い昼食は、つい塩分のとり過ぎになってしまいます。

高血圧になる原因の主役は、レニン・アンジオテンシン・アルドステロンの「血圧調節ホルモン」が過剰に働くことです。

血圧調節ホルモンは、微量の塩（の成分のナトリウム）を感知して血圧を維持しています。

塩分をとりすぎると、このホルモンへの刺激が強くなりすぎて、高血圧になってしまいます。

味覚が低下した昼間、つい味の濃い食事をしてしまうと午後からのタフな仕事にとりかかったとき、思いがけないほどの高血圧になってしまいますが、そのせいです。

腎臓や脳の血管を痛めることになりかねません。

昼食は塩分のとりすぎに注意しましょう。

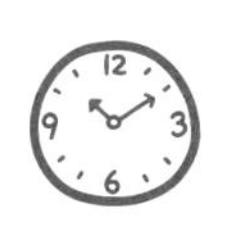

「味つけの濃い食事」は体内時計を3時間も進める

血圧が高めで塩分の摂取を気にしている人は、夕食になら、少しは塩分を多めにとってもだいじょうぶです。

夜にとった塩分は尿中に排泄されやすいからです。

食事にともなう食塩摂取量と時間との関係についての興味深い報告です。

九州大学の川崎晃一教授は、同じ1日12グラムの食塩摂取量であっても、**夕食時に多くとるようにすれば、血圧が高くなりにくい**と報告しています。

前述した血圧を上げる3つのホルモン分泌量が朝から昼に高く、夕方に低いからです。

これらのホルモンが少ない夕方であれば、多少は多めに塩分をとっても、さほど血圧は上がらないのです。

とはいえ、注意点もあります。塩分は「生体リズム」にも影響を及ぼします。

味つけの濃い食事を毎日とっていると、過剰の塩分が腎臓や肝臓の子時計に作用します。時計遺伝子のリズムにその影響が現われ、3時間分も体内時計の針を進めて時差ボケを引き起こしてしまうことがわかっています。

朝の「トマト」は高血圧を予防します

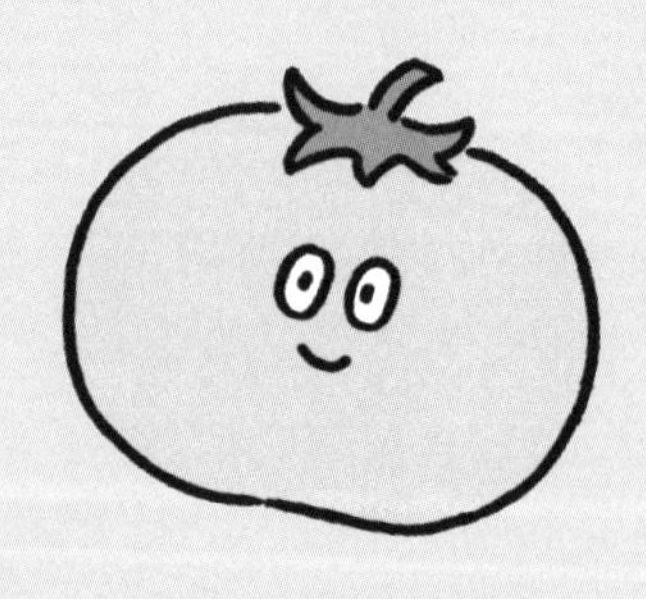

血圧を下げる食べ物といえば、まずは「野菜」です。野菜に含まれているカリウムに、**「血圧を上げるナトリウムを体外に排出させる働き」**があるからです。

減塩（ナトリウムの摂取を減らすこと）とともに、カリウムを多くとることを心がけて、**ナトリウムとカリウムの摂取量比率をできるだけ小さくするように食事を工夫する**ことが有効です。

カリウムを多く含む食品は、野菜なら切り干し大根、ドライトマト、ほうれん草、人参、小松菜、ブロッコリー、枝豆等々。

果物ならドライバナナ、ドライマンゴー、干し柿、メロン、キウイ等に多く含まれています。昆布、ひじき、わかめ、焼きのり等の海藻類にも豊富に含まれています。

また、レニン・アンジオテンシン・アルドステロンの血圧調節ホルモンは早朝から午前中に高値ですので、**野菜や海藻類や果物などのカリウムは朝早い時間の朝食でとると、血圧を下げる効果が倍増**します。

とくに外食の機会が多い人は、野菜不足になりがちです。意識して野菜をとりましょう。副食に野菜がついている定食がおすすめです。

ＷＨＯが提案した高血圧予防のために望ましいカリウムの1日摂取量は3510㎎です。日本人の食事摂取基準（2020年）では、少くとも2500㎎以上と推奨されています。2019年での調査では日本人のカリウムの1日摂取量は平均で約2300㎎ですから、もう少し意識して多めにとるのがよいようです。

「トマトは1日どのくらい食べるのがいいか」に科学的な答えが出た！

トマトの赤い色素の「リコピン」には、血管をしなやかに若々しく保ち老化を防ぐという強力な働きがあって、血圧も下げてくれるということはよく知られるようになりました。リコピンは朝に最も効率よく吸収されることがわかっています。

では、高血圧にならないためにはどれくらいのトマトを食べることが必要なのでしょう。

タイのマヒドル大学のメタ解析調査によれば、**10〜15㎎のリコピンを含むトマトジュースを飲んでいると、8週間で上の血圧は6㎜Hg低下し、5年後には高血圧になる危険性が40%にまで減少**するそうです。それではどれくらいの量をどれくらい長く食べれば十分な効果が得られるのでしょう。中国の楊教授グループの18年間の追跡調査では、**高血圧になる頻度が最も少なかったトマトの量は1日当たりわずか10〜13g**でした。

朝のトマトの効用は高血圧に限らず、糖尿病や脳梗塞、心筋梗塞などの予防効果も期待されます。少量のトマトを朝食の定番にということですね。リコピンはトマト以外にもニンジンやスイカにも含まれています。

朝に「タマネギ」「アスパラガス」を食べて突然死を防ぐ！

アメリカのユタ大学の調査では、「ケルセチン」の3カ月の摂取で、軽症高血圧の人の上の血圧と下の血圧は、7㎜Hg、5㎜Hg下がることが報告されています。

ケルセチンは、私たちが食事で摂取する野菜や果物のフラボノイド（タマネギ、アスパラガス、緑茶、リンゴ、ブドウ、ワイン、紅茶、ベリー、ハーブ等に含まれる植物色素）の一つで、抗酸化作用、抗凝集作用などの血管を保護する作用があります。

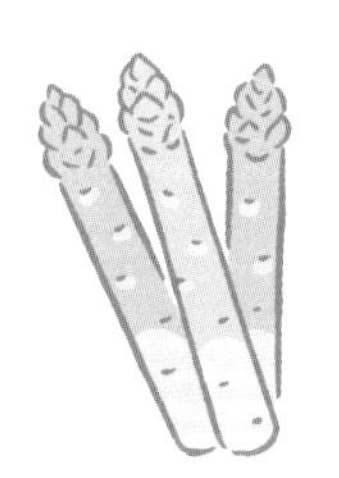

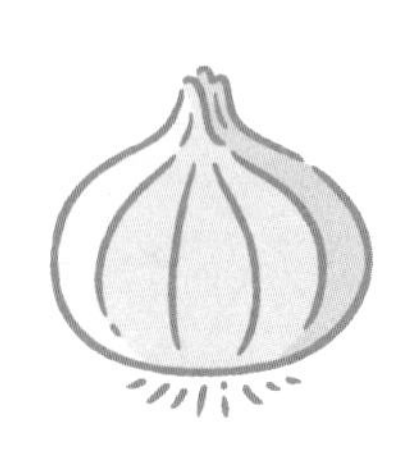

2001年にスペインのビスカイノ教授らは、**ケルセチンには血圧を下げるだけではなく、血管や心臓を保護する効果があることを観察しています。**

トマトやパプリカ、バナナやメロン、ヨーグルトなどには、アミノ酸の一種「GABA」が含まれています。前述したように、GABAは脳の中で不安をやわらげてストレスをとりさり、気持ちを和ませる働きをしています。GABAを含んだ野菜や果物にも交感神経をしずめて、血圧を下げる効果があります。

緑茶に含まれる「テアニン」は、脳の中で幸福感をもたらすドパミンを放出させ、副交感神経の活動がたかまりリラックス効果が現われます。

夕食後にGABAを含んだ果物をとって、緑茶で心をしずめるという習慣は、夜の血圧上昇（イブニングサージと呼ばれています）を抑えるための工夫として、心掛けておきたいものです。

「時間制限食」（プチ断食）には血圧を下げる効果もあります

イリノイ大学シカゴ校のヴァラデイ教授のグループは、実験で平均年齢50歳の成人に、食事の時間を10時から18時の間だけに制限して、残りの18時から翌日の10時までは絶食（断食）という8時間のみの「時間制限食」（プチ断食／94ページ）で12週間過ごしてもらいました。

「食事の量は自由に食べてよい」という条件にもかかわらず、摂取カロリーは1日当たり350㎉減少し、体重は95㎏から92㎏に減量しました。

そして、血圧も128から121㎜Hgに低下し、健康感も増幅していました。

その背景には「腸内フローラ」（腸内細菌叢、マイクロバイオーム）の働きがありました。

「腸内フローラ」が脳の視床下部・視交叉上核に語りかけて、体内時計の働きを調整し24時間のリズムが強化されたことが大きな要因でした。

「寝酒を飲むとよく眠れる」は間違い

ところで、夕食時にお酒を楽しむ習慣をもつ人も多いでしょう。適量、かつ就寝の3時間くらい前までに飲むのであれば問題ありません。

しかし、飲みすぎはもちろんよくありません。飲酒量がすぎてくると血管が拡張して血圧が下がります。血圧が下がりすぎると心臓や脳への血液循環が不十分になってきます。それを補うために心拍数が上がってきます。お酒を飲むと心臓がドキドキとしてくるのは、このためです。不整脈が現われることもあるため要注意です。

深酒は、血圧を上げる原因にもなります。飲んでいる間、血圧は下がりますが、あとでリバウンドが来て、翌朝の血圧がドーンと上がるのです。深酒をした翌朝は、十分に体をいたわることが大切です。

アルコール摂取量の目安に用いられる単位があります（基準飲酒量）。この1単位は各国でそれぞれ定められており、たとえばアメリカではアルコール14gをいいます。ビールなら350㎖、日本酒・ワインなら120㎖、ウイスキーなら45㎖に相当します（日本は1単位20gと突出して高いため、近年は10gという量が使用されています）。毎日、1日平均で3単位以上を飲む人は、飲酒量が多いほど血圧が高くなるといわれています。

飲酒も、体内時計に影響します。飲酒量が過量になってくると、翌朝、**太陽光への感受性が落ちてしまい、ずれた体内時計の針が調整できなくなって**しまいます。

深酒をした翌日、からだがだるくて仕事の効率も上がらないという感覚は、多くの人が経験していることではないでしょうか。その理由は、体内時計が狂ったままで1日を送っていたからなのです。

「ラベンダーの香り」で全身が休息モードになる

良質の睡眠を得るための寝室や寝具のことをお話ししましょう。

人の皮膚の表面温度は、29～30℃です。外気温が皮膚温度より高く、かつ湿度が高いと、皮膚からの熱放散ができません。そうすると、発汗の気化熱で体温を下げることができず、体が「睡眠のモード」になかなか入ることができません。室温が高くなる夏場は、エアコンを活用したり、パジャマや布団などの寝具を工夫したりして、体温が下がりやすい環境をつくることが必要です。

朝、柑橘類の香りをかぐと、体が活動的になるということは101ページでお話ししました。

一方、夜に有効な香りは「ラベンダー」です。ラベンダーは柑橘類と全く逆の働きがあります。夜にラベンダーの香りをかぐと、交感神経が抑制され、血圧が下がります。そして、**からだを休ませて疲れをとるために働く副交感神経の活動が高まって、全身が休息モードに切り替わるのです。**

適温のお風呂で入浴したあとは心身の疲れが癒されていますが、**ラベンダーの香りをかぐことで、その癒し効果が長く持続します。**入浴剤や、入浴後のスキンケア製品に、ラベンダーの香りを取り入れるとよいかもしれません。

ただ、ラベンダーの香りには柑橘類とは逆に、脂肪の分解を抑えたり、食欲を高める作用もあります。就寝前に食欲が増したりしないように、ラベンダーの香りはほどほどの強さでかぐという心がけも必要でしょう。

このように、香りが人体に与える影響というのは非常に興味深いものですが、これも体内時計が正確に時を刻んでこその効果だということがわかっています。

実験動物の脳の体内時計を破壊したところ、柑橘類やラベンダーの香りによる体への影響が、すっかり消えてしまったのです。これは、**体内時計が自律神経の働きを統括していることを示すとともに、体内時計が狂っていると、香りの効果も得られない**

ことを意味しています。

「香りをかいでも効果がない」と思ったら、その他の生活習慣を見直して、生活のリズムを整えるようにしてください。

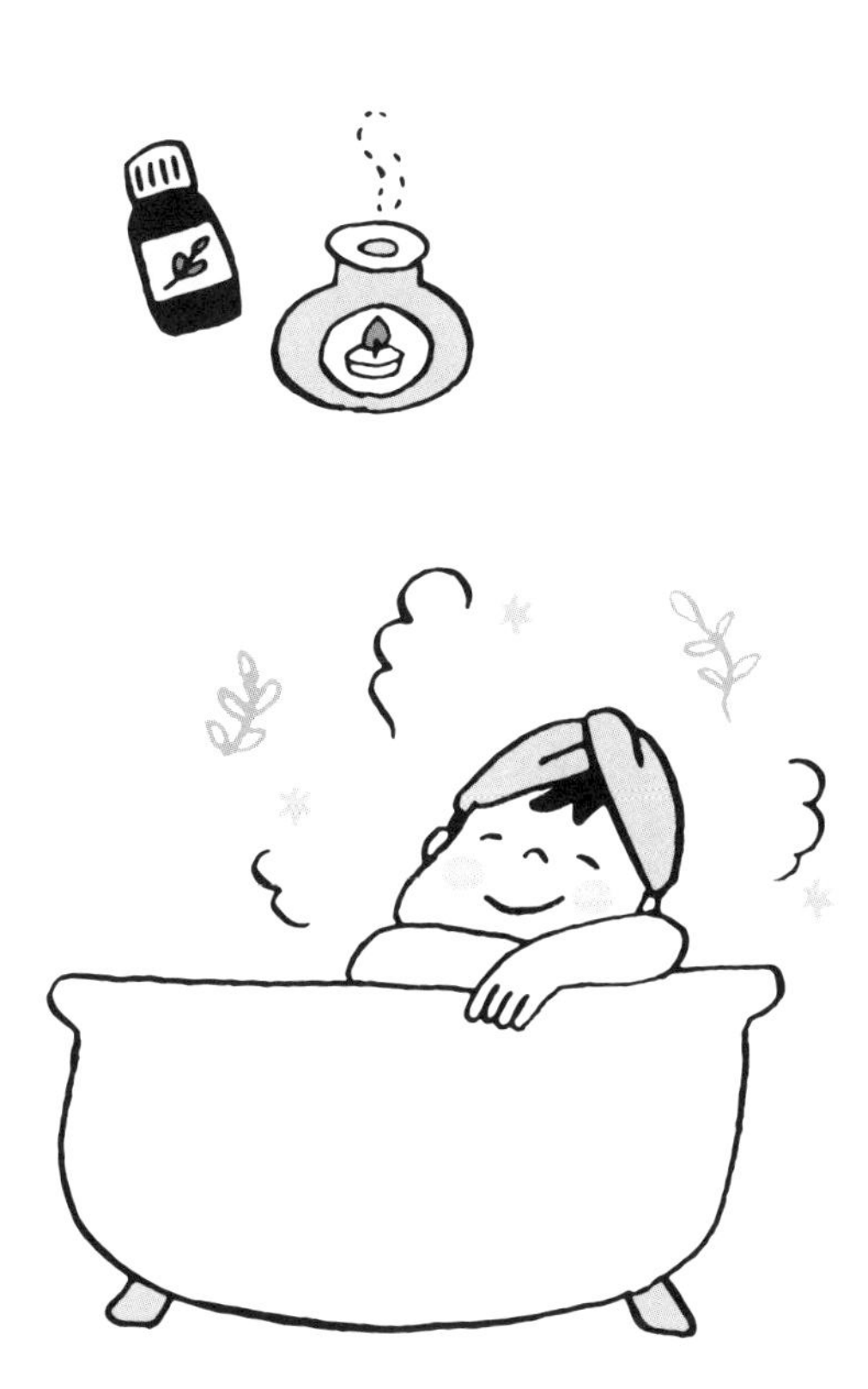

「夕方のリズミカルな運動」が血圧を下げる

運動習慣で血圧が下がることはよく知られていますが、いつ運動するかで血圧の下がり方に違いがみられます。体内時計が朝と昼と夜の血圧の変化を調節しているからです。**高血圧の人は正常血圧の人に比べて夕方の運動量が少ない**といわれています。

柴田重信教授のグループは、２３４３人を対象に、運動する時刻と血圧の関係を調査しました。

夕方（18時～21時）に活発にからだを動かす習慣がある人の血圧は低く、一方、早朝（3時～6時）に歩く習慣のある人はかえって下の血圧が高くなっていることがわかりました。

夕方に運動すると効果的に血圧が下がり、中性脂肪も低くなり、善玉コレステロール（ＨＤＬコレステロール）も高いことがわかりました。

Ｐａｒｔ３で紹介した通り、朝（8時～10時）よりも午後（15時～18時）の運動で、血糖が下がりやすいことも分かっています。夕方は朝よりも体温が高く、全身のエネルギーが使われやすく、脂肪が燃焼しやすい時間帯だからです。

高血圧を予防するためにも、あるいは高血圧の人が血圧を下げるためにも、朝よりも夕方に軽い運動をすることがおすすめです。

運動の中では、歩くことがベストです。**脚を交互に動かすリズミカルな運動が交感神経の緊張をやわらげてくれるからです。**

part

5

腸内環境が整えば、体内時計も自律神経も整う！

――「腸内フローラ」と「時間栄養学」

腸は「第二の脳」。親時計と対話しながら働いている

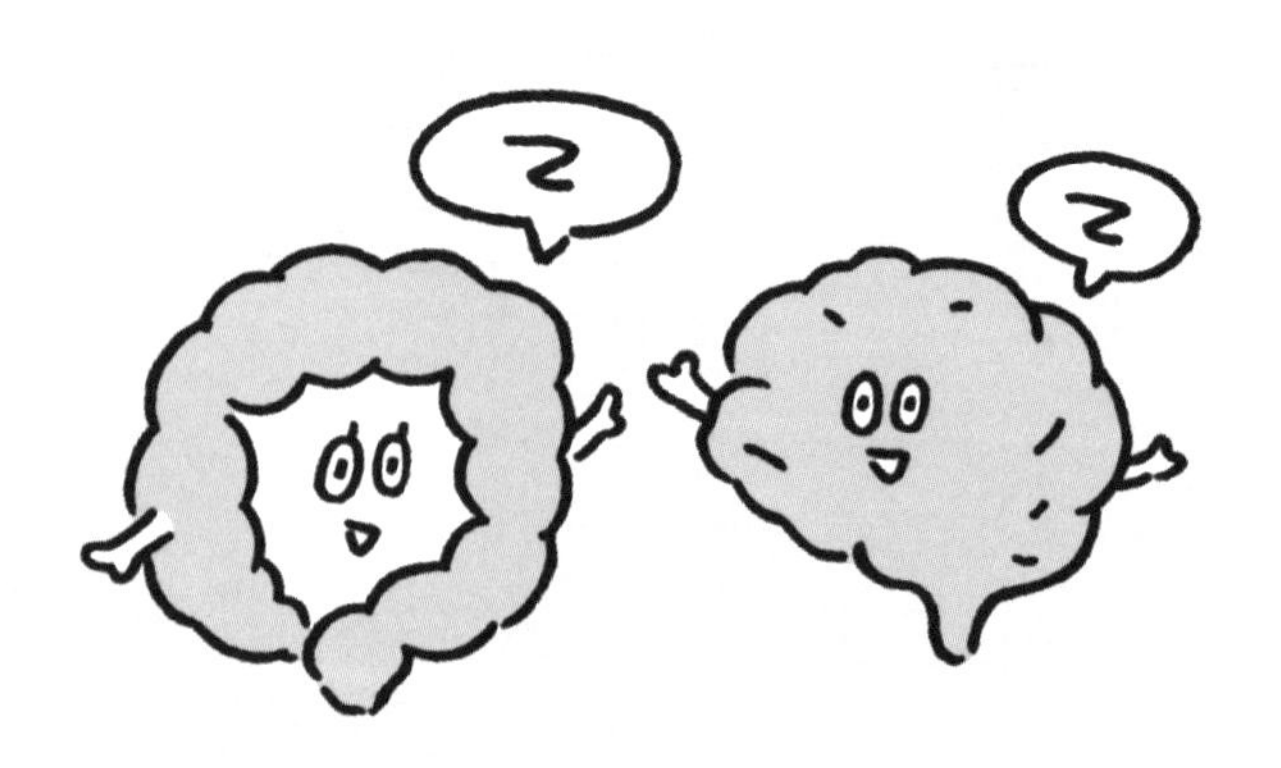

近年注目の「腸内フローラ」ですが、実は50年以上も前から、健康を維持していくための腸内細菌の役割についての議論は始まっていました。当時はまだ研修医だった私の目には、腸内細菌の役割などの議論は半信半疑でした。

ところが21世紀に入り、腸内細菌の遺伝子解析の技術が急速に進歩し、腸内細菌のメタゲノム解析（どのような微生物が生息し、またどのような遺伝子があるかを知ることができる）がなされるようになって、新たな展開を迎えるにいたりました。

食道や胃腸から大腸における人の消化器官には腸内に生息する細菌や菌類やウイルス（マイクロバイオータ）と５０００万個の神経細胞でつくるネットワークがあって、常に脳と対話しています。そのため腸の健康状態は、脳の働きを映す鏡のようなものともいわれています。

腸の中には１００兆個もの細菌が棲（す）んでいて、細菌の種類ごとに「コロニー」（生活圏のひろがり）をつくって分布しています。その景観がお花畑のようであることから、医学用語では「腸内フローラ」（腸内細菌の広大な植物相の意味）と呼ばれています。

驚いたことに、腸には舌の味覚（甘味、苦味、塩味、酸味、うま味）を感知する感覚装置（医学用語では受容体）が備わっていて、この感覚をもとに脳と会話しています。この腸と脳の対話には腸内細菌の働きが欠かせません。

腸は、**「第二の脳」とか「小さい脳」**とも呼ばれます。

腸内フローラ（マイクロバイオータ）は、脳の視交叉上核（親時計）と絶えず交信しています。腸内フローラが脳と会話していることがわかったのは、最近のことです。

大腸の細菌が、脳の体内時計と絶えず対話しながら、幸福感を醸し出す神経伝達物質の「セロトニン」をつくっていました。腸内フローラでは、眠りを誘う「メラトニン」も栽培されています。脳の松果体でつくられるよりも４００倍以上も多いメラト

腸内フローラが全身のサーカディアンリズムの指揮者だった？

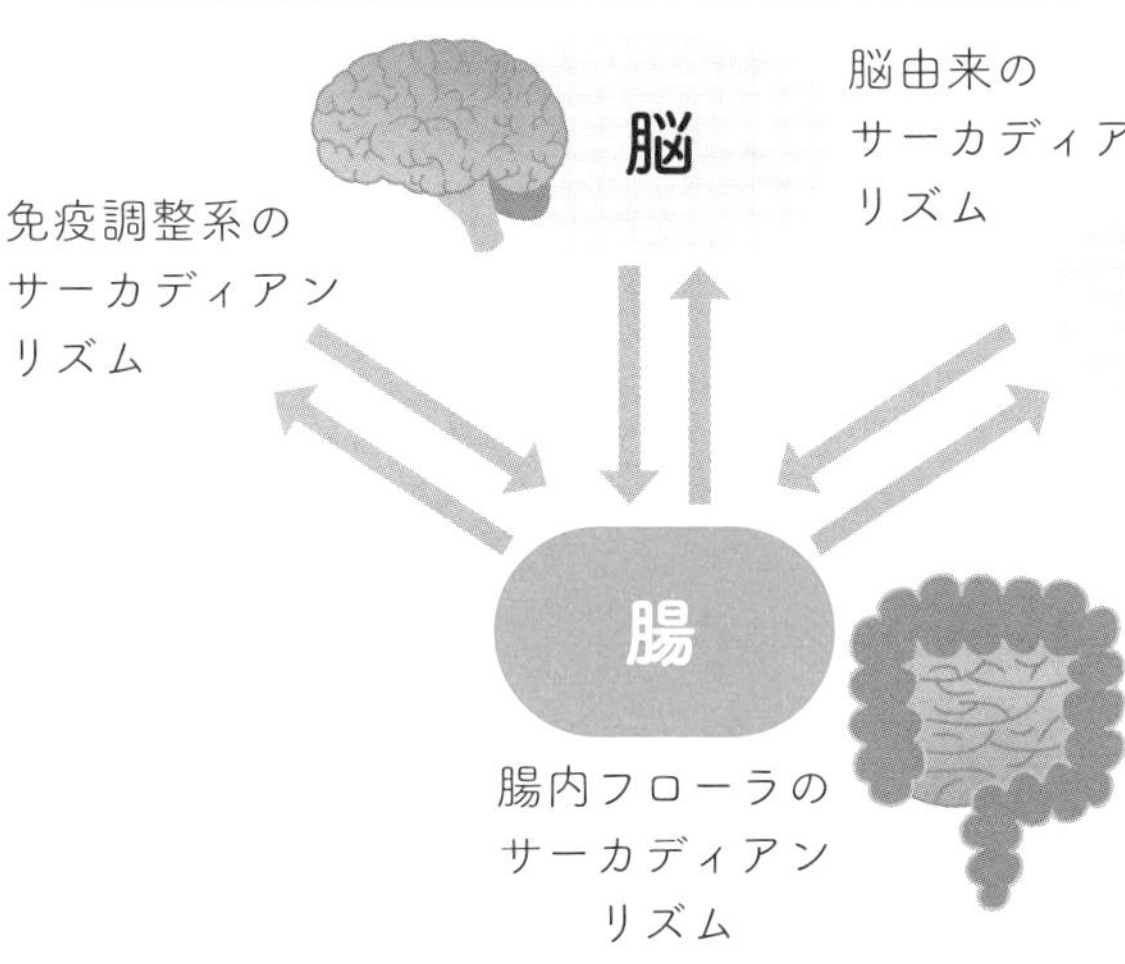

ニンがつくられていました。

腸内フローラ（マイクロバイオータ）と「腸内フローラ由来の代謝産物」には24時間のリズム（サーカディアンリズム）があり、全身の生命活動はそのリズムに同期するかのように、渾然一体となって調和のとれた24時間のリズムを奏でています。

まるで腸内フローラこそ、全身の生命活動のリズムを指揮する指揮者であるかのようにみえてしまいます。

今注目の食養生「プレバイオティクス」と「プロバイオティクス」とは？

体内時計を整え、脳の働きに活を入れて元気づけるには、腸を元気にすることです。そのための食養生は、**「プレバイオティクス」と「プロバイオティクス」**と呼ばれて注目されています。

「プレバイオティクス」とは、**食物繊維やオリゴ糖を摂取することで腸を元気にする食事法**です。体内時計を整え健康を守り、こころを癒す「生活治療」の基本は朝の日光浴と朝食です。そして食の基本は「食物繊維」です。

食物繊維を含む食品として、玄米、海藻類、ジャガイモやニンジンなどの根菜、ペクチンを含むリンゴやナシ、イヌリンを含むタマネギやニンニクなどがあります。

「プロバイオティクス」とは、**ヨーグルトや味噌、乳酸菌やビフィズス菌が含まれている食品の摂取を心がける食事法**のことです。少量でも大丈夫です。できるだけ毎日摂取することが大切です。

ここで腸内フローラの庭を百万本の花で埋めつくすための12の指針を紹介しましょう。糖尿病・肥満・高血圧を防ぐために、一つひとつできるところから改善していきましょう。

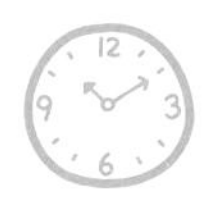

「腸内フローラの庭を百万本の花で埋めつくす」12の指針

一、有機栽培で育てられた食物をとりましょう。

二、植物性の食物を主体に、多様性に富む食を心がけましょう。

三、動物性脂肪の大量摂取は控えましょう。体内時計が乱れて代謝の生体リズムが狂います。脂肪分の多い加工肉は、腸の免疫力を低下させ、発がんのリスクを高めます。

腸から元気になる「シンバイオティクス」とは

腸の働きをよくする有用菌（善玉菌）を……

腸内で育てる！

プレバイオティクス

食物繊維

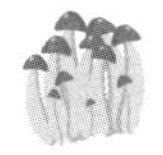
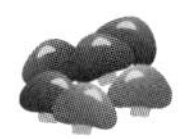
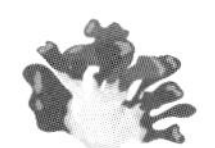

オリゴ糖

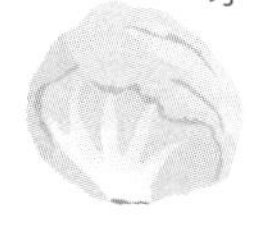
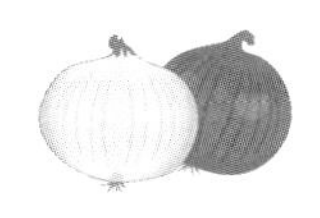

玄米、海藻類、根菜、リンゴ、
ナシ、タマネギ　ニンニクなど

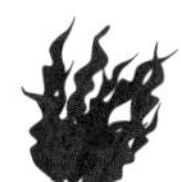
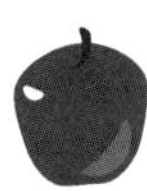
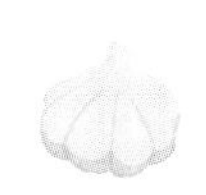

食べて届ける！

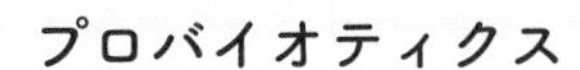

プロバイオティクス

乳酸菌　ビフィズス菌

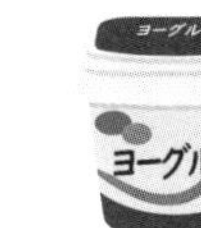

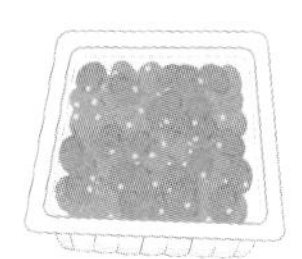

味噌　乳酸菌製剤

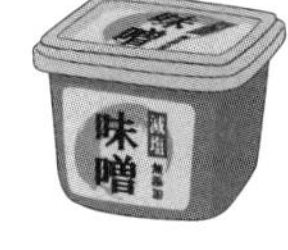

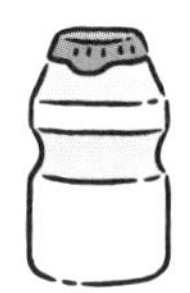

シンバイオティクス

善玉菌そのものを摂取する。腸内の善玉菌を増やす。

両方やるから相乗効果で腸内環境が整う

最近注目の方法！

四、できるだけ加工食品は避けましょう。人口甘味料などの食品添加物は脳の健康を阻害します。

五、健康によい生きた微生物を含む、発酵食品などのプロバイオティクスを活用しましょう。

六、食べすぎないように注意しましょう。早食いも腸内フローラに悪影響を及ぼします。

七、朝食は欠食せずきちんととりましょう。夜食はできるだけ控えましょう。生体リズムが狂って、花畑が荒らされます。

八、朝食の時刻が遅くならないように気をつけましょう。花畑が乱れます。

九、悲しいとき、落ち込んでいるとき、怒っているときは食べるのを控えましょう。腸内フローラの花を枯らしてしまいます。

十、家族や友人といっしょに楽しく食事をとりましょう。腸内フローラの花畑が華やかになり、脳とこころが健康になります。

十一、あなたに内臓の声が聞こえますか。もし内臓からの声がネガティブな内容であれば、朝食と夕食前のマインドフルネスが有効です。

十二、朝食前の軽い散歩で脳を活性化し、腸内フローラを整えましょう。規則正しい運動はフローラの花畑にたっぷりと水を注ぐようなものです。30分から1時間くらいの朝食後の運動も効果的です。

（大塚邦明著『40代以上の女性がやってはいけないこと』春秋社、より引用）

夕食後の「ヨーグルト＋キウイ」で頑固な便秘も解消

便秘は日本人の多くを悩ませるやっかいな生活習慣病です。3日以上便通がないのが便秘で、週に2回しか便通がない場合は、「慢性便秘」と診断されます。

便秘になると腸内細菌の「悪玉菌」が増えてきます。

悪玉菌は腸に貯留する食事を腐敗させ、アンモニア、硫化水素、インドール、スカトールなどの有害物質を産生して大腸の粘膜を痛め、大腸憩室（けいしつ）や大腸がんのリスクを高めます。

便秘の原因とその対処法を考えてみましょう。

2001年、米国アイオワ大学のラオ博士らは、健康な40歳前後の25人の被験者に、大腸の横行結腸という部位に測定装置を挿入したままで528時間過ごしてもらい、結腸内圧の変化を連続測定しました。

結果は、**結腸内圧にも夜低く昼間高いという24時間リズムがありました。**結腸内圧は起床とともに夜の3倍上昇し、朝食後の排便時にはさらに2倍増加すること。結腸内圧は男性よりも女性で小さく、十分な睡眠がとれた日は胃腸の調子がよいことなど、いろいろな大腸の運動リズムが明らかにされました。

この大腸の運動リズムを調節しているのが「腸内フローラ」と「体内時計」です。

腸壁の粘膜にまるで草花が群生したように棲息している腸内細菌には、健康維持に必要な「善玉菌」と有害物質をつくり出す「悪玉菌」、そのどちらでもない「日和見菌」が生存競争を繰り返しています。

便秘を予防するには、善玉菌、悪玉菌、日和見菌のバランスが、「2：1：7」くらいが理想です。 ビフィズス菌、乳酸菌、酪酸菌が善玉菌で、大腸菌、ウェルシュ菌、ブドウ球菌が悪玉菌の代表格です。

悪玉菌が増えると便秘を起こしやすくなる！

理想的な腸内細菌の割合は……

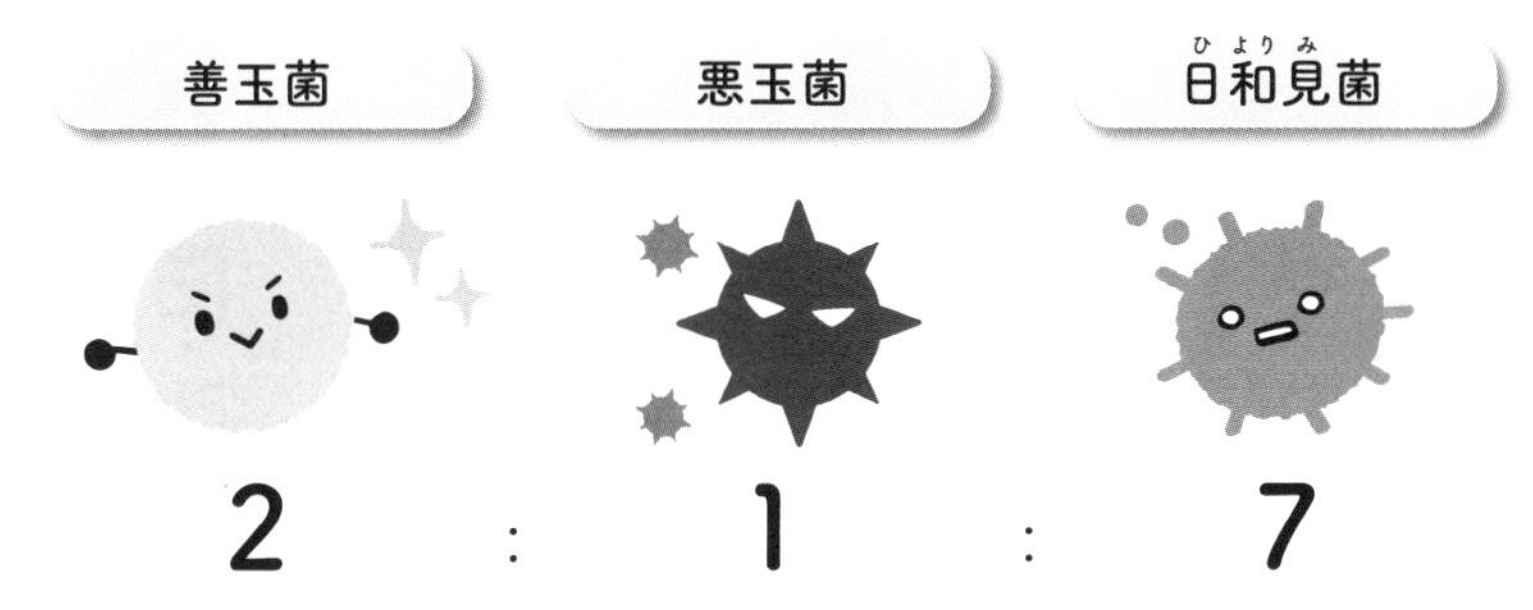

＊日和見菌は、善玉菌が優勢なときには害がありませんが、悪玉菌が優勢になると悪玉菌の味方につくので、善玉菌を優勢にしておくことが大事！

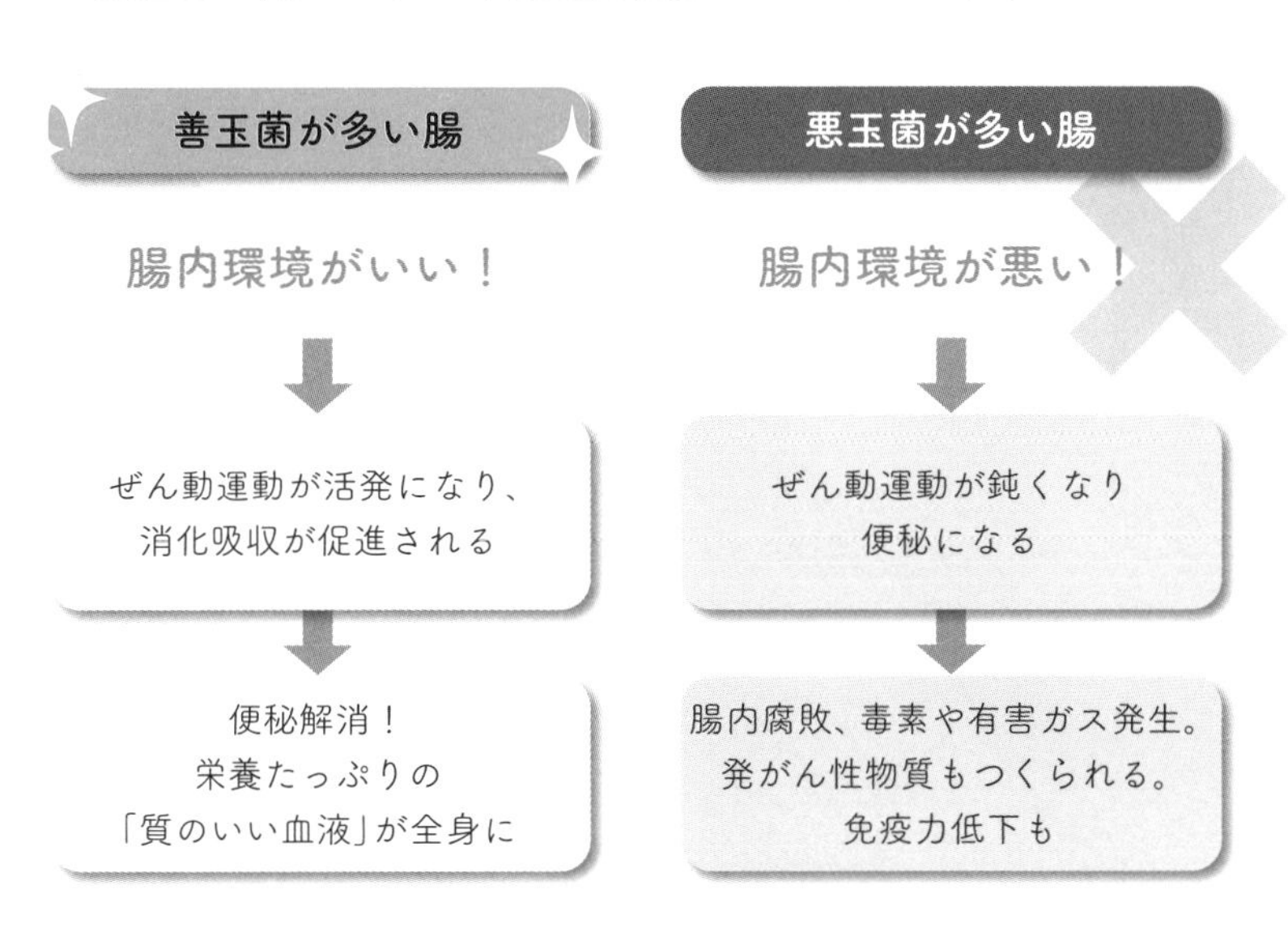

腸内環境を整えることが、健康な人生を送る秘訣！

便秘の予防・改善にも「シンバイオティクス」!

腸内フローラは食事によってその姿を大きく変えます。腸内環境を健康にするには、善玉菌が好む餌を食べ続けさせて善玉菌を増やすことです。

善玉菌を増やすには2つの方法があります。

ひとつは食材で増やす方法で、先ほどもご紹介したように「プレバイオティクス」です。善玉菌が増えていくための環境づくりをすることです。

キャベツやタマネギ、アスパラガス、ジャガイモ、ゴボウ、ニンニク、トウモロコシなどの野菜や、豆腐、納豆などの大豆製品、バナナ、リンゴなどの果物、きのこや海藻類などか

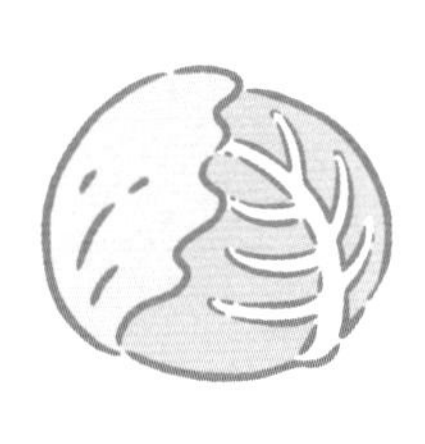

ら食物繊維やオリゴ糖がたっぷり含まれる食品を食べて、善玉菌の餌を増やしておくことです。

もうひとつは、発酵食品を毎日とって善玉菌を補充する「プロバイオティクス」です。ビフィズス菌も乳酸菌もヨーグルト、味噌、醤油、ぬか漬け、キムチなどに豊富に含まれます。

日本の発酵食品は胃酸にも強く、善玉菌は生きたまま腸に届きます。

西台クリニックの済陽高穂博士は、頑固な便秘の場合には夕食後に400gほどのヨーグルトの摂取を勧めています。即効性があって翌朝からびっくりするほどの快便になるそうです。

頑固な便秘にはキウイフルーツも有効です。キウイも夜食べたほうが効果的ですので、夕食後のヨーグルトとキウイを定番にすれば、頑固な便秘も改善されることでしょう。

リンゴの「ペクチン」が大腸がんを予防してくれます

食物繊維には善玉菌を増やすだけではなく便を柔らかくする働きもあります。食物繊維の一日摂取目標量は男性で21g、女性で18g（18～64歳）ですが、日本人の平均では15gくらいしかとれていないのが現状です。

食物繊維のなかでも善玉菌の餌となるのは**「水溶性食物繊維」**です。海藻類、大豆類、いも類、果物類などです。

水に溶けにくい食物繊維は不溶性食物繊維と呼ばれ、水分を吸収して大きく膨らみ、腸を刺激しぜん動運動（大腸が強く収縮して便を肛門側に移動させる運動）を活発にして便通をよくします。

悪玉菌が産生する有害物質を吸収して排泄します。

不溶性食物繊維が多い食品は、根菜類や穀類、切り干し大根、海藻やきのこ類などです。

不溶性食物繊維を含む食品で忘れてならないのがリンゴですが、**リンゴには「ペクチン」という水溶性食物繊維も含まれていて大腸がんを予防してくれます。**リンゴの皮にはリンゴポリフェノールが多く含まれていて、肝臓がんや乳がんの増殖を抑制する効果もあります。

子どもの頃にお腹をこわしたとき、母親からリンゴのすりおろしをつくってもらいました。美味しくて、お腹もすぐに治った記憶が強く残っています。リンゴは胃腸が疲れているときの特効薬です。ペクチンは柑橘類、イチゴ、桃、柿、キウイフルーツにも含まれています。

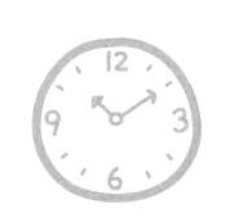

「腸の体内時計」を元気にする方法

腸内環境が健康的になったなら、次は「腸の体内時計」を元気づけることです。旅行先で便秘がちになるのは体内時計の働きが弱くなっていたり、リズムの位相が乱れてしまっているからです。

リズムを整えるためには、まず起き抜けのコップ1杯の水が有効です。

ぬるめの白湯、ハーブティーや紅茶でも効果があります。

そして、朝食後は軽いストレッチなどでお腹に刺激を与えます。

大切なことは**決まった時間に便座に座る習慣をつけること**です。

それでも便秘が続くなら12時間の「時間制限食」（プチ断食）を試してみてください。朝食を7時に食べたなら、19時を過ぎたら飲食しないというプチ断食です（94ページ）。

もし2週間のプチ断食で効果が十分でなければ、14時間の時間制限食をさらに2週間続けてみてください。その2週間のプチ断食で、体内時計は正しくリセットされるはずです。

「生活習慣病」と「腸内フローラ」の最新研究

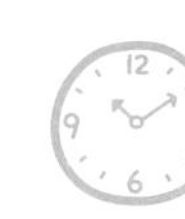

「糖尿病」の改善は腸内フローラが鍵

糖尿病になる原因は「腸内フローラ」の乱れが原因かもしれません。

糖尿病を改善するには、まず腸内フローラを改善しましょう。まずは朝の太陽光と食物繊維豊富な朝食で体内時計を整えれば、遺伝子やタンパク、免疫が改善して自然と腸内フローラも整ってきます。これらの生活治療とプレバイオティクス、プロバイオティクス、FMT（糞便微生物叢移植(ふんべんびせいぶつそういしょく)）は、最近では新しい糖尿病治療法として期待されています。

糖尿病と腸内フローラに関する研究成果は、すでに海外では数多く報告されています。しかし、注意すべきことは日本人の腸内フローラは海外のそれとは大きく異なっていて独特ということです。海外での研究成果をそのまま利用できないというもどかしさがあります。

日本人特有の例でいうと、2型糖尿病の人の腸内フローラと健康な人のそれを比べると、後者に「バクテロイデス」が少なく、ビフィズス菌や酪酸を産生する「フィーカリバクテリウム」と「クロストリジウム」が多いことが報告されています。

その理由はまだ十分にはわかっていませんが、食物繊維を十分にとる食事習慣を続けてもらうと、ビフィズス菌や酪酸を産生するフィーカリバクテリウムとクロストリジウムが増え、「グルカゴン様ペプチド－1」（GLP－1）がインスリン分泌を促進して、血糖とヘモグロビンA1cは下がっていきます。

日本人の糖尿病によく効くメトホルミンという薬剤も、腸内フローラのビフィズス菌を増加させることで血糖とヘモグロビンA1cを下げていきます。

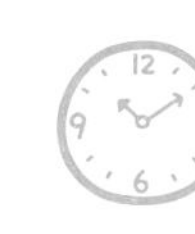

〝やせ菌〟の発見!?「内臓脂肪」と腸内フローラ

弘前大学の中路重信特任教授らのグループは、2019年、**腸内フローラの「ブラウティア」が多いほど内臓脂肪が少ない**ことを発見しました。

ブラウティア菌は日本人に特徴的な腸内フローラの常在細菌です。日本食で用いられる麹（こうじ）が関わっているようです。

海外の研究では、腸内フローラのファーミキューテス／バクテロイデス比と肥満との関係が注目され、**腸内フローラが将来の肥満を決定する重要な要因である**とされました。また、腸内フローラの〝やせ菌〟が発見され話題となっていますが、この2つはいずれも日本人には当てはまらないようです。

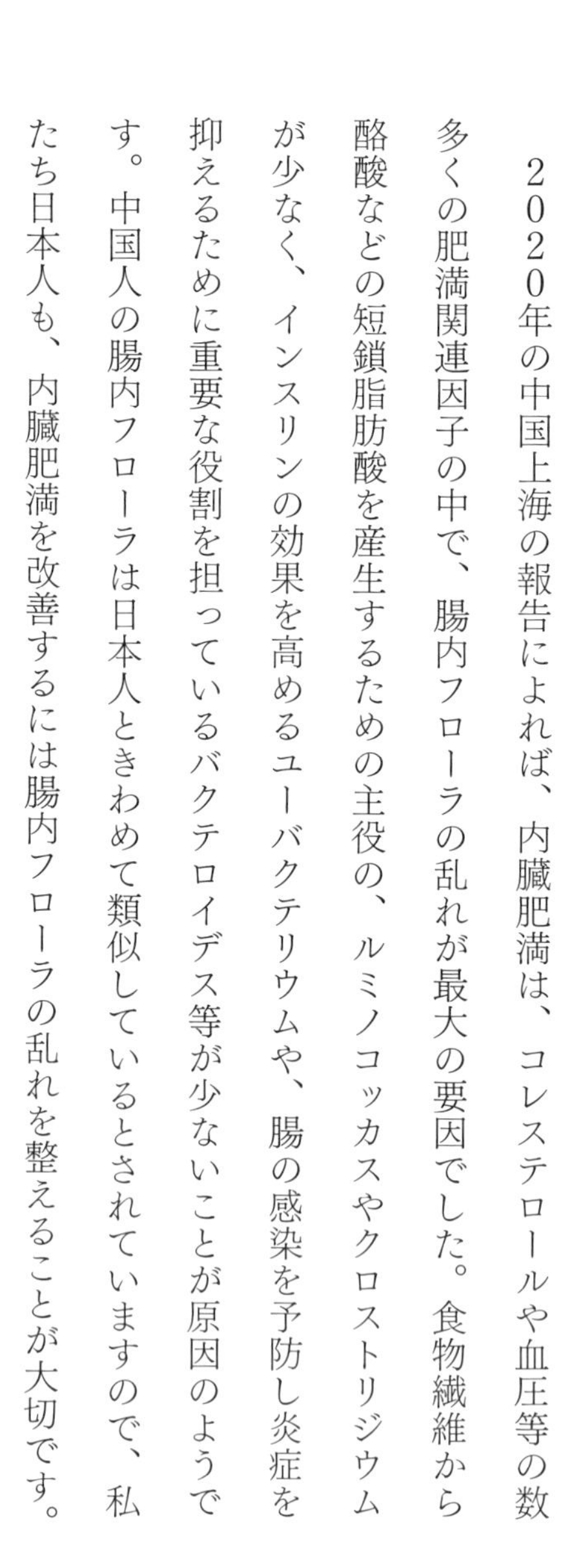

2020年の中国上海の報告によれば、内臓肥満は、コレステロールや血圧等の数多くの肥満関連因子の中で、腸内フローラの乱れが最大の要因でした。食物繊維から酪酸などの短鎖脂肪酸を産生するための主役の、ルミノコッカスやクロストリジウムが少なく、インスリンの効果を高めるユーバクテリウムや、腸の感染を予防し炎症を抑えるために重要な役割を担っているバクテロイデス等が少ないことが原因のようです。中国人の腸内フローラは日本人ときわめて類似しているとされていますので、私たち日本人も、内臓肥満を改善するには腸内フローラの乱れを整えることが大切です。

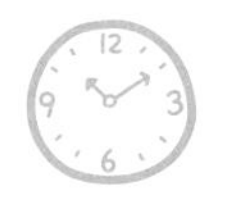

乳酸菌で血圧が下がる？「高血圧」と腸内フローラ

腸内フローラは高血圧にも関係していることが知られていて、「プロバイオティクス」で血圧を下げる工夫も試みられてきました。

時差ボケでお腹の調子が悪いとか、何かの病気で腸内フローラのバランスが崩れているときには、腸内細菌から血圧を上げる物質がつくられて高血圧になります。血圧を上げる腸内細菌としては、ユーバクテリウム・キシラノフィラム、アイゼンベルギエラ、ラクノスピラが、血圧を下げる腸内細菌としては、アリスティペス、ビロフィラ、ブチリシモナス、ファスコラクトバクテリウムなどが報告されています。

乳酸菌やビフィズス菌などに関連するプロバイオティクスが、高血圧の一次予防として標準治療の一環に追加される日も遠くないでしょう。

また、高血圧治療の基本は減塩ですが、その効果にも腸内フローラが一役買っていました。

２０１７年、ドイツのウィルク博士らは、人に６ｇ余分に多く食塩をとってもらったときの血圧の変化を24時間血圧で観察しました。すると、すぐに腸内フローラの乳酸菌が減少し、血管に炎症を起こす免疫細胞が活性化されて夜の血圧が上がること、その後減塩すると2週間くらいで腸内フローラの乳酸菌が増え血圧は下がることを見いだしています。乳酸菌で血圧が下げられる可能性を示す大発見です。

2020年、米国オーガスタ大学のチェン博士らも、減塩すると腸内フローラの酪酸やイソ酪酸などが増えて血圧が下がり、その効果は男性よりも女性で顕著に現われることを報告しています。

塩分の摂取量を変えると腸内フローラの乳酸菌や酪酸菌に変化が現われて血圧が下がるという発見は、今後の高血圧治療のあり方に新しい指針をもたらすに違いありません。

「プレシジョン（最適医療）」と腸内フローラ

腸と脳の対話は、自律神経の「迷走神経」という副交感神経を介して行なわれます。双方向にコミュニケーションをとり、「腸」と「脳」と「自律神経」が三者一体となって、痛み、抑うつ気分、もの忘れや意思を調整して、私たちの心身の健康を維持しています。

腸内に幅広く分布する「マイクロバイオータ」は、腸内細菌とユニークな遺伝子から構成されています。他の組織と比べると、その細胞数や遺伝子数が一際目立って多いため、それだけ複雑な組み合わせが可能で時々刻々ダイナミックに変化します。

その異物処理の能力には秘められた奥深さがあって、肝臓の多様で複雑な処理能力をしのぐほどに強力であると認識されるようになってきました。

大腸がんの発症に関与するフソバクテリウム、動脈硬化を予防するビフィズス菌、フィーカリバクテリウムの減少が関連する過敏性腸症候群など、次々に腸内フローラと病気との関わりが明らかにされています。

薬剤とマイクロバイオータは相互に作用しながら毒性を処理していきます。マイクロバイオータは生体の薬剤への応答を多様に柔軟に変容させます。それゆえ、**薬効と薬害の如何はすべて、マイクロバイオータにかかっている**とさえいわれます。

「プレシジョン（最適）治療」は、マイクロバイオータの働きを抜きにして語ることはできません。

たとえば、免疫調節に用いられる薬剤のタクロリムスは、腸内細菌の酪酸産生菌フィーカリバクテリウム・プラウスニッツィが腸内に十分存在していることが、プレシジョン治療の必要十分条件です。

私たちが健康で過ごせるには、腸内フローラの健康が基本です。

健康な腸内フローラとは、マイクロバイオータが多様でバランスが整っていること。そして酪酸産生菌（フィーカリバクテリウム等）や酢酸産生菌（ビフィズス菌）が豊富で、短鎖脂肪酸が十分に産生されていることです。そうなれば、体内時計の働きが大きく活性化され、睡眠の質が向上し、免疫力が高まります。

プレシジョン治療を推進していくためには、健康な腸内フローラを維持することが必要条件です。

もっと知りたい！「時間栄養学」⑥

あなたの「腸内フローラ」はどのタイプ？

便に含まれるすべての腸内細菌のＤＮＡをそのまま抽出し、このＤＮＡの遺伝子の地図を解読する研究が進められてきました。腸内フローラの「メタゲノム解析」と呼ばれています。その情報から、腸内フローラには４つのタイプがあることが報告されています。

①Ｂ１型（バクテロイデスとフィーカリバクテリウム型）
②Ｂ２型（バクテロイデス型）
③Ｐ型（プレボテラ型）
④Ｒ型（ルミノコッカス型）

の４つです。しかし、日本人の腸内フローラは、欧米などとは顕著に異なっていて、「腸内細菌のパターン」（エンテロタイプ）をこの４つの型に当てはめるわけにはいかないようです。

京都府立医科大学の報告では、この４つの型に、
⑤Ｂｆ型（ビフィドバクテリウム型）
を加えた５つに分類しています。

①の「B1型」（バクテロイデスとフィーカリバクテリウム型）は、健康にいい酪酸をつくる菌（酪酸菌）が多いタイプです。

一方、②「B2型」（バクテロイデス型）は、フィーカリバクテリウムが最も少なく、腸の炎症性疾患と関連しているようです。③の「P型」（プレボテラ型）は5つのタイプの中で最も健康な腸内フローラといわれています。

④「R型」（ルミノコッカス型）は、フィーカリバクテリウムが少なく、腸の炎症性疾患、大腸がん、過敏性腸症候群と関連するストレプトコッカスが多いタイプで、⑤のBif型（ビフィドバクテリウム型）は5つの中で最もストレプトコッカスが多いタイプです。

P型、B1型、B2型、R型、Bif型の順に健康度が高いエンテロタイプということになります。ちなみにP型（プレボテラ型）は、和食に代表される高炭水化物摂取と相関していました。

腸内フローラのエンテロタイプは、食事・運動・睡眠の生活習慣を変えることで、ほぼ間違いなく健康なエンテロタイプに変えていくことができます。

とはいえ、「どうすれば変わるのか」についての明確な回答が得られているわけではありません。まずは本書に著しました「生活治療」を、ひとつずつ実行していくことをおすすめします。

もっと知りたい！「時間栄養学」⑦

適度な運動は筋肉だけでなく、体内時計もパワーアップさせる！

筋肉から分泌される「マイオカイン」という物質は、筋肉にある時計遺伝子「ビーマルワン」（B-mal1）に働きかけて、乱れた生体リズムを適正な周期に修復し、振幅（メリハリ）の大きい生体リズムにリフォームしていきます。

マイオカインは筋肉だけではなく、からだ中の細胞にも作用して、いろいろなホルモンの生体リズムを整え、健康なからだとこころをとり戻してくれます。

たとえば、抑うつ気分をもたらすホルモン「キヌレニン」を抑えてストレスから解放し、気分を晴れやかにしてくれます。

また、血中に「イリシン」を分泌して過剰の飽和脂肪酸を処理し脳細胞を活性化、もの忘れの改善やアルツハイマー病を予防します。

運動とともに血中に増えてくる乳酸は、「オレキシン」というホルモンを活性化して頭の回転をよくし、頭脳を冴えわたらせて、仕事の効率を高めます。

適度な運動は筋肉だけではなく、すい臓・肝臓・腎臓・脂肪組織を刺激して、血中にインスリン、キヌレニン、グレリンなどのホルモンが増えてきます。
オレキシンとこれらのホルモンは、一緒になって体内時計に働きかけ、乱れかかったサーカディアンリズムの1日の長さを短くしたり長くしたり調整し、その日に見合った周期長にリフォームします。その結果、眠りと目覚めのリズムを整えて、深い眠りへ誘導します。

そのほか、運動することで細胞が低酸素状態に傾いてくると、低酸素環境で力を発揮するヒフワン（エチーユ）アルファ因子が活性化します。すると、体内時計は新しい仕組みの体内時計につくり直されます。

新しい体内時計は、パワフルな24時間リズムを発振して病気を予防し、未病を治していきます。

おわりに

最近、レジリエンスとウェルビーイングという言葉をよく耳にします。

「レジリエンス」とは私たちのストレスを処理する力のことで、「ウェルビーイング」とはこころが癒され幸福であることを指す言葉です。

常時ストレスにさいなまれる24時間社会で生活していくには、食事でこころを落ちつかせ（レジリエンス）、美味しいものを食べて幸福感を得る（ウェルビーイング）。食事こそがその基本でしょう。そして「レジリエンス」と「ウェルビーイング」の質を高めるためには、時間栄養学の智恵が有効です。

米国ミネソタ大学のフランツ・ハルバーグ教授とともに提唱してきました時間医学（クロノメディシン）。時間栄養学として、今、その第二楽章の幕が上がるところです。

北海道樺戸（かばと）群浦臼（うらうす）町でのクロノス内科医学健診は、ハルバーグ教授とともに２０００

年に開始しました。もう24年になります。町民のみなさまの「体内時計」を7日間連続で、30分ごとに血圧を連続記録することでチェックしてきました。気分やもの忘れの検査、歩く速さや体のしなやかさなどの検査をして、健康のあり方についての対話を繰り返してきました。浦臼町に見合った医療のあり方を探してきたわけです。

ハルバーグ教授には2度にわたりミネソタ大学から浦臼町においでいただきました。体内時計の視点から、未病を早期に診断し、病に至るのを防ぐための方策について、ご意見とご指示をいただきました。

今、体内時計と栄養学と腸内フローラの関わりは、健康科学のトップ・トピックになっています。浦臼町の川畑智昭町長のご指導で、保健センターの齊藤淑恵課長、そして住民の皆様から熱いご支援をいただき、数多くの成果を上げることができました。この場を借りまして、そのご温情にこころより厚く御礼申し上げます。

本書には、時間医学の最新の進歩情報と実践法をふんだんに盛り込むことができたと思っています。この書で時間栄養学、体内時計、腸内フローラの智恵を学んでいただければ、私たちの脳は無意識のうちにストレスを処理し（レジリエンス）、こころを癒してくれる（ウェルビーイング）ことでしょう。

読者のみなさまが、お一人おひとりに見合ったプレシジョン（最適）ライフを送ってくださることを祈念して、ここに筆を擱（お）きます。

大塚邦明

Biosci Biotechnol Biochem. 2006;70(5):1118-26.
Li X, Xu J. Lycopene supplement and blood pressure: an updated meta-analysis of intervention trials. *Nutrients*. 2013;5(9):3696-712.
Zhao D et al. J-Shaped Association of Tomato Intake with New-Onset Hypertension in General Adults: A Nationwide Prospective Cohort Study. *Nutrients*. 2022;14(22):4813.
Rattanavipanon W et al. Effect of tomato, lycopene and related products on blood pressure: A systematic review and network meta-analysis. *Phytomedicine*. 2021;88:153512.
Yerisf C et al. Functional diversification of a wild potato immune receptor at its center of origin. *Science* 381, 891-897(2023).
Duarte J et al. Antihypertensive effects of the flavonoid quercetin in spontaneously hypertensive rats. *Br J Pharmacol*. 2001;133(1):117-24.
Gabel K et al. Effects of 8-hour time restricted feeding on body weight and metabolic disease risk factors in obese adults: A pilot study. *Nutr Healthy Aging*. 2018;4(4):345-353.
Levine H, Saltzman W, Yankaskas J, Halberg F. Circadian state dependent effect of exercise upon blood pressure in clinically healthy men. *Chronobiologia* 1977; 4: 129-130.
Gomez AM et al. Effects of performing morning versus afternoon exercise on glycemic control and hypoglycemia frequency in type 1 diabetes patients on sensor-augmented insulin pump therapy. *J Diabetes Sci Technol* 2015; 9: 619-624.
Ehlen JC et al. *Bmal1* function in skeletal muscle regulates sleep. *Elife*. 2017; 6: e26557.
Natalicchio A et al. The Myokine Irisin Is Released in Response to Saturated Fatty Acids and Promotes Pancreatic β-Cell Survival and Insulin Secretion. *Diabetes*. 2017; 66: 2849-2856.
Lourenco MV et al. Exercise-linked FNDC5/irisin rescues synaptic plasticity and memory defects in Alzheimer's models. *Nature Medicine* 2019; 25: 165-175.
Savikj M et al. Afternoon exercise is more efficacious than morning exercise at improving blood glucose levels in individuals with type 2 diabetes: a randomised crossover trial. *Diabetologia*. 2019; 62: 233-237.
Choi Y et al. Re-setting the circadian clock using exercise against sarcopenia. *Int J Mol Sci* 2020; 21: 3106.
Souissi A et al. The effect of diurnal variation on the performance of exhaustive continuous and alternated-intensity cycling exercises. *PLoS One*. 2020; 15: e0244191.
Mirizio GG et al. Time-of-day effects on short-duration maximal exercise performance. *Sci Rep*. 2020; 10: 9485.
Mancilla R et al. Exercise training elicits superior metabolic effects when performed in the afternoon compared to morning in metabolically compromised humans. *Physiol Rep* 2021; 8: e14669.

Part 5　腸内環境が整えば、体内時計も自律神経も整う！

Mayer EA et al. Gut microbes and the brain: paradigm shift in neuroscience. *J Neurosci*. 2014; 34: 15490-15496.
Murakami M and Tognini P (2020) The Circadian Clock as an Essential Molecular Link Between Host Physiology and Microorganisms. *Front. Cell. Infect. Microbiol*. 9:469.
Wollmuth EM, Angert ER. Microbial circadian clocks: host-microbe interplay in diel cycles. *BMC Microbiol*. 2023;23(1):124.
Zhou Z, Sun B, Yu D, Zhu C. Gut Microbiota: An Important Player in Type 2 Diabetes Mellitus. *Front Cell Infect Microbiol*. 2022;12:834485.
Huda MN, Kim M, Bennett BJ. Modulating the Microbiota as a Therapeutic Intervention for Type 2 Diabetes. *Front Endocrinol* (Lausanne). 2021;12:632335.
Nie X et al. A metagenome-wide association study of gut microbiome and visceral fat accumulation. *Comput Struct Biotechnol J*. 2020;18:2596-2609.
Tokarek J et al. Does the Composition of Gut Microbiota Affect Hypertension? Molecular Mechanisms Involved in Increasing Blood Pressure. *Int J Mol Sci*. 2023; 24(2):1377.
Li Y et al. Causality of gut microbiome and hypertension: A bidirectional mendelian randomization study. *Front Cardiovasc Med*. 2023;10:1167346.
Cookson TA. Bacterial-Induced Blood Pressure Reduction: Mechanisms for the Treatment of Hypertension *via* the Gut. *Front Cardiovasc Med*. 2021;13;8:721393.
Wilck N et al. Salt-responsive gut commensal modulates TH17 axis and disease. *Nature*. 2017;551(7682):585-589.
Yang Z et al. Gut microbiota and hypertension: association, mechanisms and treatment, *Clin Exp Hypertens* 2023; 45:1, DOI: 10.1080/10641963.2023.2195135
Feng W et al. Targeting gut microbiota for precision medicine: Focusing on the efficacy and toxicity of drugs. *Theranostics*. 2020; 10: 11278-11301.
Bishehsari F et al. Circadian rhythms and the gut microbiota: from the metabolic syndrome to cancer. *Nat Rev Endocrinol* 2020; 16: 731–739.
Berg G et al. Microbiome definition re-visited: old concepts and new challenges. *Microbiome* 2020; 8: 103.
内藤裕二『すべての臨床医が知っておきたい腸内細菌叢』羊土社、2021、pp.333.

おわりに

大塚邦明『40代以上の女性がやってはいけないこと』春秋社、2019、pp.232.
Otsuka K et al. Appropriate Circadian-Circasemidian Coupling Protects Blood Pressure from Morning Surge and Promotes Human Resilience and Wellbeing. *Clin Interv Aging*. 2023;18:755-769.
Otsuka K et al. Methods for assessing change in brain plasticity at night and psychological resilience during daytime between repeated long-duration space missions. *Sci Rep*. 2023;13(1):10909.
Otsuka K et al. Rules of Heliogeomagnetics Diversely Coordinating Biological Rhythms and Promoting Human Health. *Applied Sciences*. 2023; 13(2):951.

2020;23(6):101161.
Aoyama S, Shibata S. Time-of-Day-Dependent Physiological Responses to Meal and Exercise. *Front Nutr*. 2020;7:18.
Nakahata Y, Sahar S, Astarita G, Kaluzova M, Sassone-Corsi P. Circadian control of the NAD+ salvage pathway by CLOCK-SIRT1. *Science*. 2009;324(5927):654-657.
Imai S. "Clocks" in the NAD World: NAD as a metabolic oscillator for the regulation of metabolism and aging. *Biochim Biophys Acta*. 2010;1804(8):1584-1590.
Levine H, Lakatua D, Haus E, Halberg E, Halberg F. Interpersonal and intervariable differences in meal timing effects upon circadian rhythms in pulse, blood pressure and blood hormones of presumably healthy volunteers. *Physiologist* 1975; 18, 289.
Aoyama S, Shibata S. The Role of Circadian Rhythms in Muscular and Osseous Physiology and Their Regulation by Nutrition and Exercise. *Front Neurosci*. 2017; 11: 63.
Mendt S, Gunga HC, Felsenberg D et al. Regular exercise counteracts circadian shifts in core body temperature during long-duration bed rest. NPJ *Microgravity* 2021; 7: 1.
Martin RA, Esser KA. Time for Exercise? Exercise and Its Influence on the Skeletal Muscle Clock. *J Biol Rhythms*. 2022;37(6):579-592.
Imamura M et al. Association between blood pressure and circadian timing of physical activity of Japanese workers. *Front Physiol*. 2022;13:992945.
Brooker PG et al. The efficacy of morning versus evening exercise for weight loss: A randomized controlled trial. *Obesity* (Silver Spring). 2023;31(1):83-95.

Part 3 「血糖値」が上がらない食べ方・食べ物、そして運動法

Jakubowicz D et al. Role of High Energy Breakfast "Big Breakfast Diet" in Clock Gene Regulation of Postprandial Hyperglycemia and Weight Loss in Type 2 Diabetes. *Nutrients*. 2021;13(5):1558. doi: 10.3390/nu13051558.
Trepanowski JF et al. Effects of alternate-day fasting or daily calorie restriction on body composition, fat distribution, and circulating adipokines: Secondary analysis of a randomized controlled trial. *Clin Nutr*. 2018;37(6 Pt A):1871-1878.
Jakubowicz D et al. Fasting until noon triggers increased postprandial hyperglycemia and impaired insulin response after lunch and dinner in individuals with type 2 diabetes: a randomized clinical trial. *Diabetes Care*. 2015;38(10):1820-1826.
Jakubowicz D et al. Influences of Breakfast on Clock Gene Expression and Postprandial Glycemia in Healthy Individuals and Individuals With Diabetes: A Randomized Clinical Trial. *Diabetes Care*. 2017;40(11):1573-1579.
Jenkins DJ et al. Slow release dietary carbohydrate improves second meal tolerance. *Am J Clin Nutr*. 1982;35(6):1339-1346.
福原育夫ほか『β-グルカン高含有大麦混合米飯の食後血糖応答とそのセカンドミール効果に及ぼす影響』薬理と治療41(8): 789-795(2013)
Masutomi H *et al*. Effects of intake of four types of snack with different timings on postprandial glucose levels after dinner. *Eur J Nutr* 2023; 62: 2217-2231.
Yoshitake R et al. Meal Timing and Sleeping Energy Metabolism. *Nutrients*. 2023;15(3):763.
Papakonstantinou E et al. Effects of Diet, Lifestyle, Chrononutrition and Alternative Dietary Interventions on Postprandial Glycemia and Insulin Resistance. *Nutrients*. 2022;14(4):823.
Martin RA, Esser KA. Time for Exercise? Exercise and Its Influence on the Skeletal Muscle Clock. *J Biol Rhythms*. 2022;37(6):579-592.
Cocate PG et al. Metabolic responses to high glycemic index and low glycemic index meals: a controlled crossover clinical trial. *Nutr J*. 2011;10:1.
Ojo O et al. The Effect of Dietary Glycaemic Index on Glycaemia in Patients with Type 2 Diabetes: A Systematic Review and Meta-Analysis of Randomized Controlled Trials. *Nutrients*. 2018;10(3):373.
Zhao W et al. Potato Preload Mitigated Postprandial Glycemic Excursion in Healthy Subjects: An Acute Randomized Trial. *Nutrients*. 2020;12(9):2759.

Part 4 みるみる「血圧」が下がる食べ方・食べ物、そして運動法

大塚邦明『高血圧はリズミカルに治そう』松林館、1995、pp.187.
大塚邦明『7日間24時間血圧からみる時間高血圧学』医学出版、2014、pp.154.
Yang Q et al. Sodium and potassium intake and mortality among US adults: prospective data from the Third National Health and Nutrition Examination Survey. *Arch Intern Med*. 2011;171(13):1183-91.
Silver LD, Farley TA. Sodium and potassium intake: mortality effects and policy implications: comment on "Sodium and potassium intake and mortality among US adults". *Arch Intern Med*. 2011;171(13):1191-2.
Yamasue K et al. The blood pressure lowering effect of lactotripeptides and salt intake in 24-h ambulatory blood pressure measurements. *Clin Exp Hypertens*. 2010;32(4):214-20.
Tomiyama H et al. Effects of Lactotripeptide Supplementation on Tele-Monitored Home Blood Pressure and on Vascular and Renal Function in Prehypertension - Randomized, Double-Blind, Placebo-Controlled, Cross-Over Study. *Circ Rep*. 2019;1(10):438-444.
Fekete ÁA et al. Casein-derived lactotripeptides reduce systolic and diastolic blood pressure in a meta-analysis of randomised clinical trials. *Nutrients*. 2015;7(1):659-81.
Kawasaki T et al. Antihypertensive effect of valyl-tyrosine, a short chain peptide derived from sardine muscle hydrolyzate, on mild hypertensive subjects. *J Hum Hypertens*. 2000;14(8):519-23.
Kawasaki T et al. Antihypertensive effect and safety evaluation of vegetable drink with peptides derived from sardine protein hydrolysates on mild hypertensive, high-normal and normal blood pressure subjects. *Fukuoka Igaku Zasshi*. 2002;93(10):208-18.
Nakano D et al. Antihypertensive effect of angiotensin I-converting enzyme inhibitory peptides from a sesame protein hydrolysate in spontaneously hypertensive rats.

引用参考文献

はじめに

Otsuka K et al. Circadian rhythm in locomotor activity in rats and environmental temperature. *Chronobiologia* 17: 86-87, 1990
大塚邦明『時間医学とヤヌス医学』メディカルレビュー社、1998.
Cagampang FR, Bruce KD. The role of the circadian clock system in nutrition and metabolism. *Br J Nutr*. 2012 Aug;108(3):381-392.
Oike H, Oishi K, Kobori M. Nutrients, clock genes, and chrononutrition. *Curr Nutr Rep*. 2014; 3: 204-212.
Adafer R et al. Food timing, circadian rhythm and chrononutrition: a systematic review of time-restricted eating's effects on human health. *Nutrients*. 2020; 12: 3770.
Fanzago M et al. Chrono-Nutrition: Circadian Rhythm and Personalized Nutrition. *Int J Mol Sci*. 2023;24(3):2571.
柴田重信『食べる時間でこんなに変わる 時間栄養学入門』講談社、2021.

プロローグ 「体内時計」が乱れたら、どうしていけないの？

大塚邦明『時計遺伝子の力をもっと活かす』小学館、2013、pp 204.
大塚邦明『時間内科学』中山書店2013、pp.325.
Wittmann M et al. Social jetlag: misalignment of biological and social time. *Chronobiol Int*. 2006; 23: 497-509.
Abbott SM, Malkani RG, Zee PC. Circadian disruption and human health: A bidirectional relationship. *Eur J Neurosci* 2020; 51: 567-583.
Pickel L, Sung HK. Feeding rhythms and the circadian regulation of metabolism. *Front Nutr* 2020; 7: 39.
Henry CJ, Kaur B, Quek RYC. Chrononutrition in the management of diabetes. *Nutr Diabetes*. 2020;10(1):6.
Liang X, FitzGerald GA. Timing the microbes: the circadian rhythm of the gut microbiome. *J Biol Rhythms* 2017 32: 505-515.
Redondo-Useros N et al. Microbiota and Lifestyle: A Special Focus on Diet. *Nutrients* 2020; 12: 1776.
Gabel K et al. Effects of 8-hour time restricted feeding on body weight and metabolic disease risk factors in obese adults: A pilot study. *Nutr Healthy Aging* 2018; 4: 345-353.
Świątkiewicz I, Woźniak A, Taub PR. Time-Restricted Eating and Metabolic Syndrome: Current Status and Future Perspectives. *Nutrients*. 2021;13(1):221.
Jakubowicz D et al. Influence of Fasting until Noon (Extended Postabsorptive State) on Clock Gene mRNA Expression and Regulation of Body Weight and Glucose Metabolism. *Int J Mol Sci*. 2023;24(8):7154.

Part 1 そもそも「体内時計」って何？

Halberg F. *Quo vadis* basic and clinical chronobiology: promise for health maintenance. *Am J Anat* 1983; 168: 543-594.
Otsuka K, Cornelissen G, Halberg F. Chronomics and Continuous Ambulatory Blood Pressure Monitoring. Tokyo: Springer Japan, 2016, 870 + lxxv pp.
Panda S. The arrival of circadian medicine. *Nat Rev Endocrinol*. 2019; 15: 67-69.
Wehrens SMT et al. Meal Timing Regulates the Human Circadian System. *Curr Biol*. 2017;27(12):1768-1775.e3.
Jakubowicz D et al. Role of High Energy Breakfast "Big Breakfast Diet" in Clock Gene Regulation of Postprandial Hyperglycemia and Weight Loss in Type 2 Diabetes. *Nutrients*. 2021;13(5):1558.
Jakubowicz D et al. Influence of Fasting until Noon (Extended Postabsorptive State) on Clock Gene mRNA Expression and Regulation of Body Weight and Glucose Metabolism. *Int J Mol Sci*. 2023;24(8):7154..
大塚邦明『最高のパフォーマンスを引き出す習慣術』フォレスト出版、2020、pp275.
Halberg F, Cornélissen G, Otsuka K et al. Chronomics. *Biomed Pharmacother* 2001; 55: 153s-190s.
森和俊『細胞の中の分子生物学』講談社、2016、pp.244.
Zhu B et al. Unveiling "musica universalis" of the cell: A brief history of biological 12-hour rhythms. *J Endocr Soc*. 2018; 2: 727-752.
Meng H et al. XBP1 links the 12-hour clock to NAFLD and regulation of membrane fluidity and lipid homeostasis. *Nat Commun*. 2020; 11: 6215.

Part 2 効率よく「内臓脂肪」を落とす食べ方・食べ物、そして運動法

大池秀明『時間栄養学によるサーカディアンリズム制御』化学と生物 59(2):75-83(2021)
Jakubowicz D et al. High caloric intake at breakfast vs. dinner differentially influences weight loss of overweight and obese women. *Obesity* (Silver Spring). 2013;21(12):2504-2512.
Jakubowicz D et al. Role of High Energy Breakfast "Big Breakfast Diet" in Clock Gene Regulation of Postprandial Hyperglycemia and Weight Loss in Type 2 Diabetes. *Nutrients*. 2021;13(5):1558.
Lujan-Barroso L et al. Breakfast Size and Prevalence of Metabolic Syndrome in the European Prospective Investigation into Cancer and Nutrition (EPIC) Spanish Cohort. *Nutrients*. 2023;15(3):630.
Titan SM et al., Frequency of eating and concentrations of serum cholesterol in the Norfolk population of the European prospective investigation into cancer (EPIC-Norfolk): cross sectional study. *BMJ*. 2001;323(7324):1286-1288.
Holmbäck I et al. A high eating frequency is associated with an overall healthy lifestyle in middle-aged men and women and reduced likelihood of general and central obesity in men. *Br J Nutr*. 2010;104(7):1065-1073.
Paoli A et al. The Influence of Meal Frequency and Timing on Health in Humans: The Role of Fasting. *Nutrients*. 2019;11(4):719.
Sutton EF et al. Early Time-Restricted Feeding Improves Insulin Sensitivity, Blood Pressure, and Oxidative Stress Even without Weight Loss in Men with Prediabetes. *Cell Metab*. 2018;27(6):1212-1221.e3.
Regmi P, Heilbronn LK. Time-Restricted Eating: Benefits, Mechanisms, and Challenges in Translation. *iScience*.

ら

わ

人名検索

アルファベット略語検索

は

ま

や

さ

索　引

大切（たいせつ）なのは「いつ食（た）べるか」でした。

著　者——大塚邦明（おおつか・くにあき）

発行者——押鐘太陽

発行所——株式会社三笠書房

〒102-0072 東京都千代田区飯田橋3-3-1
電話：(03)5226-5734（営業部）
　　：(03)5226-5731（編集部）
https://www.mikasashobo.co.jp

印　刷——誠宏印刷

製　本——若林製本工場

ISBN978-4-8379-2958-1 C0077